厨房 里的 中医师

李思仪 著

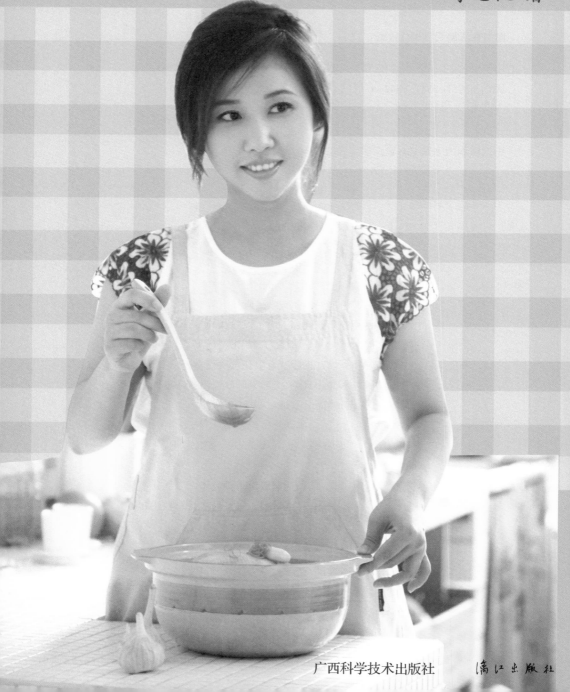

广西科学技术出版社　　漓江出版社

《厨房里的中医师》,李思仪 著

中文简体字版© 2015 年出版

本书经城邦文化事业股份有限公司 商周出版事业部正式授权,同意经由漓江出版社有限公司,出版中文简体字版本。非经书面同意,不得以任何形式任意重制、转载。

著作权合同登记号桂图登字:20-2014-240 号

图书在版编目(CIP)数据

厨房里的中医师/李思仪 著.—南宁:广西科学技术出版社,2015.1
ISBN 978-7-5551-0342-4

Ⅰ.①厨… Ⅱ.①李… Ⅲ.①食物疗法-食谱 Ⅳ.①R247.1②TS972.161

中国版本图书馆 CIP 数据核字(2014)第 282480 号

组　　稿:郑纳新
责任编辑:叶　子　韩亚平　林　坚
版式设计:沈艳君
封面设计:居　居

出版人:韦鸿学
广西科学技术出版社出版
广西南宁市东葛路 66 号　邮政编码:530022
发行人:郑纳新
漓江出版社有限公司发行
广西桂林市南环路 22 号　邮政编码:541002
网址:http://www.lijiangbook.com
全国新华书店经销
销售热线:021-55087201-833

北京盛通印刷股份有限公司
(北京经济技术开发区经海三路 18 号　邮政编码:100176)
开本:787mm×1 092mm　1/16
印张:9.25　字数:80 千字
2015 年 2 月第 1 版　2015 年 2 月第 1 次印刷
定价:48.00 元

如发现印装质量问题,影响阅读,请与承印单位联系调换。
(电话:010-67887676-868)

用最天然的方式养护全家健康

作者　李思仪

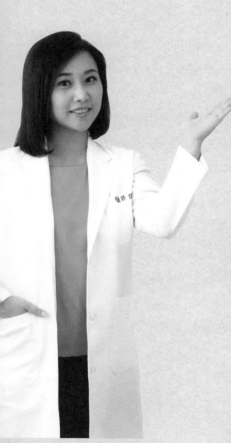

中医的治疗基础，是本于人的生活。日常中，我们所食用的许多食物其实都带有药性。有些人因为不了解而闻中药色变，也有不少人认为中药也是药，不能长期服用。的确，在中药药物分类中，分为有毒与无毒之药物，其范围跨及植物类、动物类、矿物类。在植物类中，有很大一部分就是日常食用的蔬菜与水果。所以，当病友们询问小孩子是否可以吃中药时，我往往会笑着回答："他每天都在吃蔬菜与水果。大部分调理小孩身体的药物都是选用最温和的植物类药材。"

选用适合自己体质的药物，通过药物的偏性来改正身体失衡的状态，这就是中医的治疗原理。所以，可别小看自己厨房中的食物，绝大多数都有治疗的功效呢。

很庆幸我所学的是中医，除了给了我一份传承文化的责任，另一方面中医也和我们脱离不了的日常饮食生活息息相关。如何在生活中找到自己各方面的平衡点，通过中医，我多了一层参看的依据。

至于自己为何会踏上学习中医这条路，应该是基于小时候的家庭经验。虽然父母亲并不是中医，但是他们照顾、养育我们的方式却非常天然。生病了往往是先用家中的"土法"，例如，刮痧、食物、药草，这种生活方式和态度我从小就耳濡目染。和爸爸到郊外爬山运动时，也常常看着爸爸摘取天然的草本植物，然后回家加入黑糖，煮成好喝的茶饮。尤其在夏季，当别人喝饮料或汽水时，我和弟弟从不羡慕，因为我们有爸爸亲手煮的美味爱心茶。

说真的，我并不知道父母是从哪里学得的知识，我们从食物中获得身体所需的能量，就好像平常吃饭睡觉一样自然。更特别的是，记忆中我和弟弟从小就很少生病去看医生；唯一较有印象的是我大约四五岁时，因为调皮，总喜欢围着大门边的矮围墙跳上跳下。有次往下跳时，一脚踩到碎玻璃上，当场痛得号啕大哭，还惊动村长赶紧抱起我去找妈妈。妈妈带着我去西医诊所缝针，具体缝了几针我倒是不记得了，只记得妈妈抱着我在出租车上焦急的样子。小时候的我，真是太调皮了，总是爬上跳下，不管是外面的大树还是家中的床铺，都是我练跳高的好场地，可是也着实让妈妈为我担心不少。

后来几次看医生，已经是我高中时。因为联考压力导致月经失调，生理期一个月来两次。那时候的我还不知道"排卵期出血"这个病症。每个月都来两次生理期，虽然不会痛，但也够烦心了。那时我倒是看了几次中医，试着用中药调理这恼人的月经。

后来我自己学了中医，才知道原来压力和心烦都会造成月经失调。是自己的烦恼影响了正常的月经周期，令身体生病的罪魁祸首就是自己。

回想起我没有很多的就医经验这件事，也许是因为父母亲的好习惯。他们总是用天然的食物或草本药材为我们调理身体，让我小时候可以健康成长。也许正是这样的儿时印象，在我后来走上学医这条路后，给予我深厚的信心，且让我深爱这样贴近生活的，同时也是向自然万物谦卑学习的医学。

古书曾言"五谷为养、五果为助、毒药攻邪"，这句话便是告诉我们在照顾自己与家人时，可以从生活周遭撷取养生的智慧。所谓"医不远求"，其实我们的厨房里有的是能够维持身体健康与养生的素材。若是我们能了解日常食材的功效，其实每个人都能成为懂得养生的"食医"。这样的理念让我坚持在繁忙的诊务之余，努力将厨房里的养生智慧分享给大家。通过这些常见食材，我们从日常生活中就能找到最天然的方式来照顾自己与家人，这本《厨房里的中医师》于焉诞生。

【自　序】 用最天然的方式养护全家健康 ⋯⋯⋯⋯⋯⋯⋯⋯ 1

病症索引 ⋯⋯⋯⋯⋯⋯⋯⋯⋯⋯⋯⋯⋯⋯⋯ 10

Part 1 / 辛香类

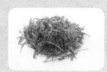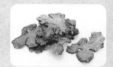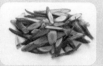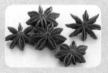

葱：葱白发汗治感冒 ⋯⋯⋯⋯⋯⋯⋯⋯⋯⋯⋯⋯ 18

姜（生姜、干姜、炮姜）：皮消水肿解食毒 ⋯⋯⋯⋯⋯ 20

姜黄：止痛消肿增记忆 ⋯⋯⋯⋯⋯⋯⋯⋯⋯⋯ 22

洋葱：降压降糖降血脂 ⋯⋯⋯⋯⋯⋯⋯⋯⋯⋯ 23

蒜：止鼻血的好药材 ⋯⋯⋯⋯⋯⋯⋯⋯⋯⋯⋯ 24

桂枝：调和营卫第一药 ⋯⋯⋯⋯⋯⋯⋯⋯⋯⋯ 28

丁香：子宫虚冷疗口臭 ⋯⋯⋯⋯⋯⋯⋯⋯⋯⋯ 30

小茴香：寒性腹痛治寒疝 ⋯⋯⋯⋯⋯⋯⋯⋯⋯ 30

肉桂：手脚冰冷缓经痛 ⋯⋯⋯⋯⋯⋯⋯⋯⋯⋯ 31

八角：开胃止呕促循环 ⋯⋯⋯⋯⋯⋯⋯⋯⋯⋯ 32

花椒：补肾壮阳调经痛 ⋯⋯⋯⋯⋯⋯⋯⋯⋯⋯ 33

薄荷：头痛咽肿止肤痒 ⋯⋯⋯⋯⋯⋯⋯⋯⋯⋯ 38

胡椒：胃寒疼痛发汗药 ⋯⋯⋯⋯⋯⋯⋯⋯⋯⋯ 39

白豆蔻：行气暖胃解酒积 …………… 40

肉豆蔻：腹痛止泻消胀气 …………… 41

红花：少量养血通经药 ……………… 42

当归：血中气药各有归 ……………… 46

熟地：养血润肤乌髭发 ……………… 50

川芎：疏郁止痛兼调经 ……………… 52

Part 2 / 蔬食类

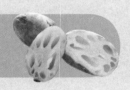

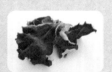 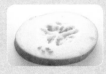 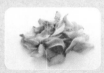

莲藕：不伤身的阿司匹林 莲子：久泄良药 …… 56

芡实：白带腹泻缩小便 ……………… 58

荷叶：补脾升气治遗精 ……………… 59

紫苏（叶、梗、子）：发汗散寒解毒药 …………… 60

白萝卜（子）：行气消胀解宿醉 ……………… 61

胡萝卜：顾眼明目治夜盲 ……………… 62

百合：让人快乐的魔法 ……………… 63

番薯：肠道的清道夫 ……………… 64

山药：生食补肾熟食助脾 ……………… 65

芋头：补虚消肿瘰疬忌 ……………… 68

韭菜（子）：活血消瘀兼助阳 ……………………………………… 69

荸荠：消除结石的妙方 ……………………………………………… 70

芹菜：利尿降压叶亦服 ……………………………………………… 70

香菜：增加乳汁助发奶 ……………………………………………… 71

冬瓜（子）：清热行水兼美白 ……………………………………… 72

丝瓜：通乳消肿清热痰 ……………………………………………… 74

苦瓜：清热退火子更胜 ……………………………………………… 76

小黄瓜：清暑开胃助食欲 …………………………………………… 77

茄子：消肿散瘀助排便 ……………………………………………… 78

黑木耳：调经止血兼通便　**白木耳**：润肺美肤不可少 ………… 80

南瓜：安胎补中兼驱虫 ……………………………………………… 81

玉米（须）：利尿消肿兼通淋 ……………………………………… 82

银杏：定喘止嗽疗白带 ……………………………………………… 83

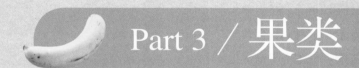

Part 3 / 果类

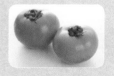 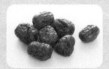 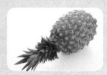 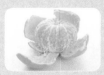

苹果：通便止泻双向功 ……………………………………………… 86

桑葚：滋肝养肾利关节 ……………………………………………… 88

水梨：外敷消烫伤，内服治咳嗽 ………………………………… 89

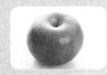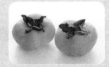

枇杷（叶）：清肺和胃除痰嗽 …………………………… 94

桃仁：行血消肿兼通便 …………………………… 96

桃花：通滞化瘀疗癫狂 …………………………… 97

杏仁：润肺护肤助除斑 …………………………… 98

香蕉：排便虽佳酸痛忌 …………………………… 99

猕猴桃：止渴清热兼利尿 …………………………… 100

菠萝：通便消胀助消化 …………………………… 101

西红柿：加热熟食抗氧化 …………………………… 102

西瓜：利尿消炎退暑气 …………………………… 104

橘子（陈皮）：化痰止咳疗疝痛 …………………………… 109

柳橙：健胃止呕消胀气 …………………………… 110

槟榔：破气行水除瘴气 …………………………… 111

柿子：润肺止嗽治久泄 …………………………… 112

乌梅：止呕开胃助消化 …………………………… 113

山楂：去油解腻消肉积 …………………………… 114

桂圆（龙眼肉）：健忘增智可补血 …………………………… 115

荔枝（壳、核）：核治疝气壳解晕 …………………………… 116

枸杞（种子、叶、根）：性冷淡的救星 …………………………… 117

麦门冬：保湿嫩白悦颜色 …………………………… 118

红枣：补脾益气保肝品 …………………………… 119

甘蔗：滋阴养胃复脉汤 …………………………… 120

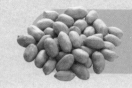

Part 4／五谷杂粮类

 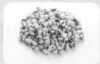

粟米：小米除热止鼻血 ·· 124

稻米：米粥最能和胃气 **锅巴**：开胃化食黄金粉 ·············· 125

糯米：酒酿产后温补品 ·· 128

荞麦：开胃消食止泻功 ·· 129

麦芽：消食除胀宽肠胃 ·· 130

绿豆：解毒必备之药 ··· 130

芝麻：润肺通便美肤佳 ·· 131

豆豉：伤风发汗治失眠 ·· 132

黑豆：解毒补肾止腰痛 ·· 133

薏仁：排水消肿且通经 ·· 136

松子：中西皆爱的美颜方 ·· 137

核桃（皮）：小小核桃大大功效 ····································· 140

花生：外皮止血仁通便 ·· 142

病症	食材	批注
美白	冬瓜子（p80）、桃花（p105）、麦门冬（p126）、薏仁（p144）	
淡斑	丝瓜络（p82）、杏仁（p106）	
黑发	熟地（p58）、桑葚（p96）	
头痛	桂枝（p36）、薄荷（p46）、川芎（p60）	
健忘	姜黄（p30）、山药（p73）、桂圆（p123）、核桃（p148）	健脑增记忆
失眠	莲藕粉（p64）、百合（p71）、豆豉（p140）、核桃（p148）	
忧郁	百合（p71）	
结膜炎	薄荷（p46）	
白内障、黄斑部病变	黄玉米（p90）	
明目	熟地（p58）、胡萝卜（p70）、玉米（p90）、桑葚（p96）	
夜盲症，干眼症	胡萝卜（p70）	
熬夜眼睛红	苦瓜（p84）	
鼻塞	桂枝（p36）	
风寒感冒	葱白（p26）、生姜（p28）、洋葱（p31）、桂枝（p36）、花椒（p41）、紫苏（p68）	
风热感冒	薄荷（p46）	
咳嗽	紫苏梗（p68）、百合（p71）、白木耳（p88）、银杏（p91）、水梨（p97）、枇杷叶（p102）、杏仁（p106）、橘子／橘络（p117）、柿干（p120）	
久咳久喘	紫苏子（p68）、核桃（p148）	
多痰	生姜（p28）、紫苏子（p68）、白萝卜子（p69）、橘子／陈皮（p117）、柳橙／橙皮（p118）	

〔病症索引〕

病症	食材	批注
咽喉、口舌发炎	薄荷（p46）、柿霜（p120）	
口臭	丁香（p38）	
口干口渴	麦门冬（p126）、甘蔗汁（p128）	
牙龈发炎出血	薄荷（p46）、莲藕（p64）、茄子（p86）	
肩颈僵硬	姜黄（p30）、桂枝（p36）	感冒导致的用桂枝，循环不良导致的用姜黄。
心悸	当归（p54）、熟地（p58）、甘蔗汁（p128）	
心血管疾病	洋葱（p31）、红花（p50）、茄子（p86）、黑木耳（p88）、西红柿（p110）	
晕车、晕船	生姜汁（p28）、番薯（p72）	
胀气	丁香（p38）、八角（p40）、花椒（p41）、白豆蔻（p48）、肉豆蔻（p49）、薄荷（p46）、白萝卜（p69）、柳橙／橙皮（p118）、菠萝（p109）、槟榔衣／大腹皮（p119）、锅巴（p133）、麦芽（p138）、豆豉（p140）	
消化不良	橙皮（p118）、槟榔衣（p119）、山楂（p122）、麦芽（p138）	
肠胃不舒	豆豉（p140）	
呕吐	生姜汁（p28）、丁香（p38）、八角（p440）、乌梅（p121）	
打嗝不止	荸荠（p78）、枇杷叶（p102）	
胃出血	莲藕（p64）、韭菜（p77）、花生皮（p150）	
疝气	小茴香（p38）、橘子／青皮（p117）、荔枝核＋橘核（p124）	
腹泻	丁香（p38）、肉豆蔻（p49）、莲子（p64）、芡实（p66）、苹果（p94）、柿干（p120）、白米粥（p133）、糯米（p136）、荞麦（p137）、绿豆水（p138）	

〔病症索引〕

[病症索引]

病症	食材	批注
便秘	苦瓜子（p84）、茄子（p86）、木耳（p88）、苹果（p94）、桑葚（p96）、桃仁（p104）、香蕉（p107）、猕猴桃（p108）、菠萝（p109）、芝麻（p139）、花生（p150）	
风热肤痒	薄荷（p46）、白木耳（p88）	
腰腿无力	核桃（p148）	
关节无力	桑葚（p96）	
膀胱炎	西瓜翠衣（p112）	
尿路结石	玉米须（p90）	
尿道发炎	芹菜（p78）、冬瓜子（p80）、玉米须（p90）、猕猴桃（p108）、西瓜（p112）	
频尿（肾虚）	花椒（p41）、银杏／白果（p91）、糯米（p136）	
性冷淡	枸杞（p125）	
阳痿、梦遗、早泄	莲子（p64）、芡实（p66）、荷叶（p67）、山药（p73）、韭菜子（p77）	
前列腺肥大	南瓜子（p89）、西红柿（p110）	
解酒	白豆蔻（p48）、莲藕（p64）、白萝卜汁（p69）、甘蔗汁（p128）	
增强免疫力、养肝	姜黄（p30）、红枣（p127）	
循环障碍		
手脚冰冷	肉桂（p39）	
血压高	红花（p50）、芹菜（p78）、桑葚（p96）	
降血糖、降血脂	洋葱（p31）、红花（p50）、山楂（p122）	
疲累、体力不振	荷叶（p67）、芋头（p76）、花生（p150）	
脚气（脚部水肿）	桑葚（p96）、薏仁（p144）	

病症	食材	批注
水肿	葱白(p26)、生姜皮(p28)、荷叶(p67)、冬瓜(p80)、玉米须(p90)、槟榔衣(p119)、黑豆(p141)、薏仁(p144)	
肥胖	荷叶(p67)	
疼痛疾病		
筋骨寒性疼痛	生姜(p28)、姜黄(p30)、八角(p40)、花椒(p41)	
肋间神经痛	小茴香(p38)、川芎(p60)	
寒性胃痛	生姜(p28)、小茴香(p38)、八角(p40)、花椒(p41)、胡椒(p47)	
腹痛	小茴香(p38)、肉桂(p39)、肉豆蔻(p49)、川芎(p60)	
扭(挫)伤	姜汁(p28)、姜黄(p30)、小茴香(p38)、莲藕(p64)、荷叶(p67)、韭菜(p77)、桃仁(p104)	
腰痛	八角(p40)、橘核+杜仲(p117)、黑豆(p141)	
抽筋	川芎(p60)	
痔疮	莲藕(p64)、芹菜(p78)、茄子(p86)、柿干(p120)	
妇女疾病		
月经不顺	姜黄(p30)、川红花／藏红花(p50)、当归(p54)、川芎(p60)、黑木耳(p88)、桃仁(p104)	
经痛	生姜(p28)、小茴香(p38)、肉桂(p39)、花椒(p41)、当归(p54)、川芎(p60)、桃仁(p104)、红枣(p127)	
白带	莲子(p64)、芡实(p66)、山药(p73)、银杏／白果(p91)	
更年期潮热	枸杞根／地骨皮(p125)	

病症	食材		批注
胎产问题			
安胎	南瓜蒂（p89）		
产妇发奶	香菜（p79）、麦门冬（p126）、花生（p150）		
乳腺炎	丝瓜络（p82）、橘子叶（p117）		
产后子宫收缩	山楂（p122）、蔗糖／黑糖（p128）、酒酿（p136）		
产后腰酸痛	黑豆（p141）		
产后腹痛	当归（p54）		
产后养血	熟地（p58）		
产后止血	丝瓜络（p82）		
产后口渴	荔枝壳（p124）、甘蔗汁（p128）		
安神宁心	百合（p751）、桃花（p105）		
恶心反胃	柿干（p120）、乌梅（p121）、		
烦闷	豆豉（p140）		
儿童问题			
食欲不振	肉桂（p39）、八角（p40）、小黄瓜（p85）、西红柿（p110）、乌梅（p125）、锅巴（p133）、荞麦（p137）、花生（p150）		
夜晚盗汗	莲藕粉（p64）		
尿床	莲子（p64）、芡实（p66）、韭菜子（p77）、乌梅（p121）		
流鼻血	蒜（p32）、莲藕（p64）、粟米（p132）		

你的健康和你吃进去的食物息息相关，下列表格教你认识食物与食材的特性，了解自己的体质。吃对了，身体才不易生病。

特性	食物、食材	食用禁忌
寒性食物	薏仁、冬瓜、苦瓜、小黄瓜、香瓜、哈密瓜、西瓜、丝瓜、冬瓜、西红柿、芹菜、香蕉、猕猴桃、菠萝、柠檬、白萝卜、绿茶	寒性体质者少食寒凉食物。寒性体质的特征：容易手脚冰冷，怕冷，容易酸痛或经痛，唇较无血色，容易腹泻。如果有上述体质特征者，建议少食寒性或凉性食物，避免加重身体本来的不舒。感冒时忌食生冷和寒凉性质的食物。女子行经期间忌食：梨、猕猴桃、柠檬、薏仁、冰凉饮料等生冷食物。
温性食物	姜、蒜、桂枝、肉桂、八角、小茴香、韭菜、花椒、丁香、川芎、胡椒、豆蔻、姜黄、当归、桂圆	热性体质特征：容易怕热（相对较不怕冷），容易口渴，唇色红，容易口臭或便秘。
发物	虾、蟹、无鳞鱼(比如白带鱼、土虱)、猪头皮、花生、香菜、竹笋、茄子、芋头、干香菇、桃子、菠萝、芒果、姜、胡椒、辣椒之类的辛辣食材	发物就是容易加重原本皮肤疾病的食物，有皮肤病患者建议少食。

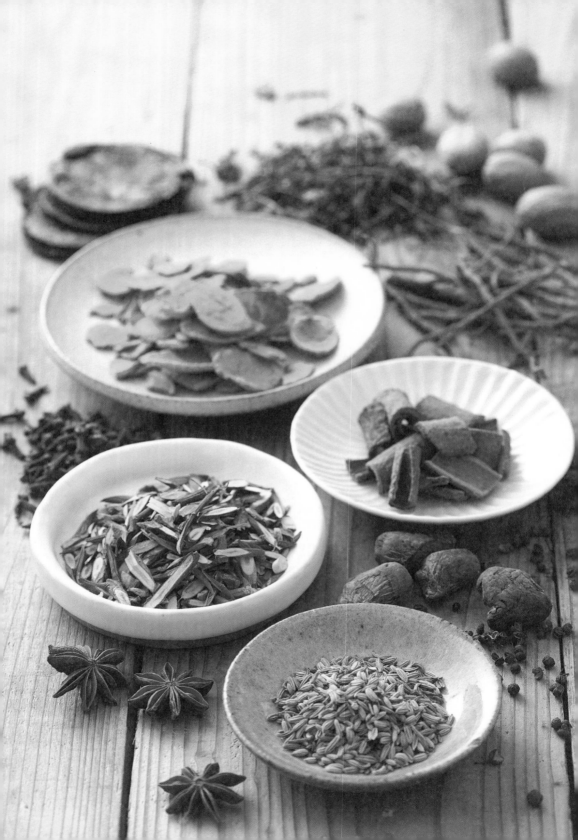

Part 1 / 辛香类

繁忙的生活中，是否早已遗忘下厨的乐趣？

忙得遗忘食物的色与鲜，

三餐只为了快速打发饥饿的肚子，

吃饱成了觅食的主动力；

也忙得忽略了自身的健康，

每当不舒服，就得去药房买药。

其实家中的厨房，就是最好的"药箱"。

靠四季的食材，了解食物的脾气和个性，

选择适合自己和家人的食材，

守护并平衡自身的健康。

你，也可以是厨房里的中医师。

葱．葱白发汗治感冒

　　葱白（青葱白色部分，中品）性味辛平，功效能明目、补中不足；治伤寒恶寒发热，帮助身体流汗，治疗感冒外受风寒或消水肿。在汉代，葱白就已入药。

　　每个人厨房中的常备菜，葱应该可以排进前三名。许多食物的调味绝对少不了它，例如，干拌面、炒肉丝、蒸鱼、火锅酱料、花卷、葱油饼。现在就连许多饼干也加上葱。

　　葱除了可增加食物的美味之外，也是一味发汗的中药材，尤其是感冒受风寒时，切几根连须葱白，用滚水稍煮一两分钟，趁热赶紧喝掉，就能帮助治疗风寒型的感冒。

　　葱白可以帮助身体发汗，加速循环。在感冒初期出现鼻塞、怕冷或肌肉酸痛时，喝碗热热的葱白汤，是最好不过的了。但要注意的是，更有药用价值的是青葱的白色部分，其比青葱绿色部分的发汗效果好。

　　我常在诊间告诉病人，如果假日出去玩，不小心受了风寒而感冒，这时如果不方便看医生，赶紧为自己准备碗热热浓浓的葱白汤，趁热喝下，流个汗，身体就会舒服多了。这个照顾自己和家人的好方法一定要记下来。

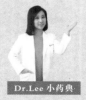

Dr.Lee 小药典

　　神农本草经将药材分为上、中、下三品。葱白列为中品。上品多具无毒性和补养之效。中品则多是补养和具治疗功效之药。下品之药则有些具有小毒性，为攻治疾病的药物。

葱白汤

材　料：葱白 4 根、水 500ml

做　法：

1. 将葱白 4 根切细。
2. 水煮开后，放入葱白煮约 1 分钟，即可熄火。
3. 加盖焖约 1 分钟，捞出葱白，趁热饮用。

适应证：风寒型的感冒，头痛怕冷、肌肉酸痛、流清鼻水。

Dr. Lee 小叮咛：
葱白有效成分在于其精油，千万不可久煮，久煮其发汗效果就会降低。

姜 〔生姜、干姜、炮姜〕● 皮消水肿解食毒

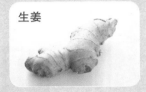

生姜

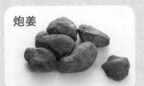

炮姜

　　讲到姜这味食材，大家应该都看过和吃过。小小一块姜，学问可不少。姜可细分为嫩姜、生姜、老姜、干姜、炮姜。

　　嫩姜一般在做酱料时用。例如，吃小笼包时就一定要来点红醋配嫩姜才够味。生姜则是一般家庭中最常见的食材，不管是拌炒蔬菜还是清蒸鲜鱼都常使用姜来提味去腥。

　　而老姜则是煮麻油鸡时绝对不可少的。用小火炮香老姜，通过老姜的辛辣味来带出麻油的香味。喝麻油鸡汤是产后进补的传统方法之一，但是在料理麻油鸡汤时注意不要削去姜皮，因为生姜皮可是有特别功效的。姜皮消水肿的效果特别好，如果平常容易水肿或是产后水肿，在煮菜时可千万别削去生姜皮；加上生姜本身性味为温性，而姜皮是凉性，两种齐下，刚好中和姜的温性，也比较不会上火。

　　生姜性味辛温，能散风寒、化痰、温中、止呕。若是为热性疾病，简单地说就是有发烧或发炎的状况如咽喉疼痛、身体发炎或皮肤有肿痒痛，就不适合吃姜，以免加重疾病；而容易呕酸水，或由于平常生冷过食而导致的胃痛，就适合常吃些姜的料理，怕辛辣的人也可选择蜜姜或盐腌的姜。

　　生姜还有温中止痛的功效。女性朋友如果容易在行经时疼痛，下次月经时，喝些热热的红枣姜汤能帮助缓解经痛。

药用的姜细分为三种：生姜、干姜、炮姜，功效各有不同。

生姜发表行水。所谓发表即发汗之意，而行水则是排除身体过多水分。产后煮食多用之，可以利水消肿（煮时不可去皮，功效才大）。

干姜乃晒干者：干姜较辛辣，温热之性比生姜和炮姜更强。

黑姜乃炮黑者：炮黑的姜留有温性，但不易上火。生化汤中使用是炮姜，亦取其性温却不上火的特点，适合有虚火体质者服用。

小小一个姜，除了上述的功效外，还有一个特殊功能，就是止呕定痛。如果有人晕车、晕船，在搭车或搭船时，试试口中含姜，能减缓不少晕车欲呕的不适感。

若是不小心扭伤了脚，局部肿痛不适，除了针灸服药外，也可以自行榨些姜汁和上面粉，外敷在肿痛处。一般建议敷一到两小时便可洗去，一天敷一次便可。姜汁能加速局部循环，从而达到消肿止痛之功。但这是辅助方法，如果伤情严重仍要先看医生为妥。

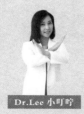

Dr.Lee 小叮咛

姜汁外敷法要注意确定没有伤到骨头并且表面没有伤口。如果不是软组织受伤，或表面已有伤口，就不建议用姜汁外敷辅助止痛，否则容易在消毒不完全的情况下感染伤口，这样就得不偿失了。

姜黄.止痛消肿增记忆

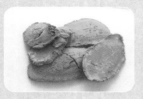

　　姜黄性味苦辛，入脾与肝经。自古姜黄便是作止痛消肿之用，是伤科必用之药。除了能治疗挫伤外，还能治疗月经不顺，并且能抑制肝炎病毒活性。

　　我们日常的饮食里其实也有许多抗炎止痛良方。例如之前提过的姜，不单纯只是用于调味而已，也可作为天然的止吐剂，还可用来帮助消化、祛除风寒、预防感冒。最近的研究发现，生姜在舒缓疼痛，辅助治疗关节炎上有特别成效。印度的传统医疗，很早就有运用姜作为治疗风湿及关节炎的处方。姜可阻断身体形成会引起发炎反应的化学物质，如前列腺素（PG），从而降低关节炎发作的频率和疼痛的程度。而姜黄——让咖喱呈现金黄色泽的成分，也是一个减痛明星。除了缓解疼痛外，最近有病人不约而同地问我，吃姜黄粉可以保养身体吗？

　　日本研究发现，姜黄所含的抗氧化物能抑制肿瘤生长。如果是跌倒挫伤造成的肢体疼痛，姜黄的确能起止痛化瘀之功。但要注意的是血虚忌用，例如月经不顺有些是因为瘀阻，而有些是因为身体血虚，成因不同，使用的药物就不同；如果是因为虚性的疼痛，就应用补养的药物。这也是在治疗时必须辨证后再用药的精华所在。

洋葱. 降压降糖降血脂

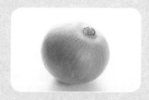

　　洋葱（Onion）因其特殊的呛鼻味，有人喜爱有人不爱。每回切洋葱都会被刺激得鼻水、泪水一起流，但也因为有这样辛辣的精油，洋葱从古罗马时代就被用来治疗感冒，也能改善胃部的不适。

　　因洋葱是从中亚引进的食材，在古代医书中鲜见其踪影，古代中医一般选择使用同样有疗效的葱白来治疗感冒和缓解肠胃不适。

　　如果家中小孩受了风寒，鼻水变多了，可在小宝贝的粥中加入洋葱一起熬煮，最后再撒上细细的葱白（青葱白色部分）。除了增添美味，更有增强抵抗力的功效。

　　现在的研究也发现洋葱对于心血管系统有保养作用，对降低血糖、血脂也有不错的功效，而且生吃效果比较好。所以偶尔吃些柴鱼凉拌洋葱，或洋葱什锦沙拉都是不错的选择。如果怕洋葱的刺激味，可将洋葱用冰凉的清水浸泡一下，便能除去不少辛辣刺激味。

蒜.止鼻血的好药材

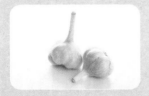

大蒜辛温，开胃健脾，祛寒止痛，止鼻血。不可过食，以免生痰、动火、损目。

蒜是很常见的食材，台菜中绝对不可少这一味。我自己很喜欢喝蒜头鸡汤，炖到蒜头全都融化在汤中，浑白香浓的滋味在冬天来品尝，超级温暖身体。

蒜是张骞出使西域带回来的，所以严格来说，蒜其实是舶来品，并不是土生土长的中国食物。当然现在许多大蒜都是地道土生土长的，要找到舶来品反倒不容易呢。

大蒜的杀菌力超强，尤其对于肠胃道的细菌，例如大肠杆菌、霍乱弧菌、痢疾杆菌，都有较强的杀菌作用。所以平常在煮海鲜时，一定要记得多加些大蒜。

大蒜还有一个非常独特的功效，就是能止鼻血，但可不是靠吃的，而是将其捣烂，大概一元硬币大小便可，敷贴在足心涌泉穴，便可以止鼻血。不用敷贴太久，鼻血止后便可取去。

临床上我建议病人用过，因为很多小孩容易在半夜流鼻血。曾有一个小男生每星期都会流鼻血，又特别好发在半夜，我建议他的妈妈下次遇到小孩流鼻血时，将蒜泥敷在足心涌泉穴，再贴上胶带固定。后来复诊时，这位妈妈告诉我，这个方法太好用了，除了当晚止住鼻血外，后

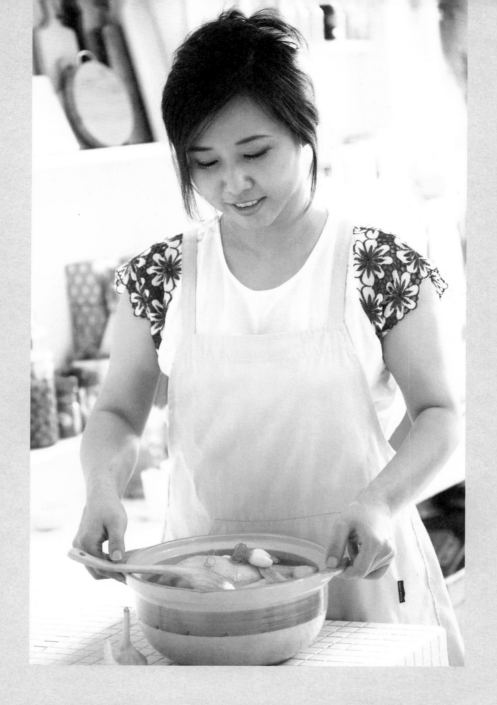

来小男孩几乎就没在半夜流鼻血了。用这方法，可以帮助孩子改善半夜
流鼻血的症状，所以家中就算不开伙，也可以常备些大蒜，以备不时之需。

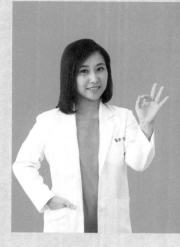

Dr.Lee 烹调小诀窍

    这道汤品在台湾南部乡间是很常见的冬季炖补汤品。把汤炖至浓稠呈现乳白色，就会完全没有大蒜的刺鼻味，保你一口接一口回味无穷。

蒜头鸡汤

材　料：整颗独头大蒜 3～5 个，土鸡 1 只，米酒少量

做　法：

1. 将大蒜去皮，放入洗净的鸡肚子中，建议可放满后将鸡脚塞入鸡肚中。
2. 放入滚水中慢慢用文火熬煮。
3. 熬煮一个半小时到两小时，中间可加入少许米酒。不用放任何调味料，就非常鲜甜好喝。

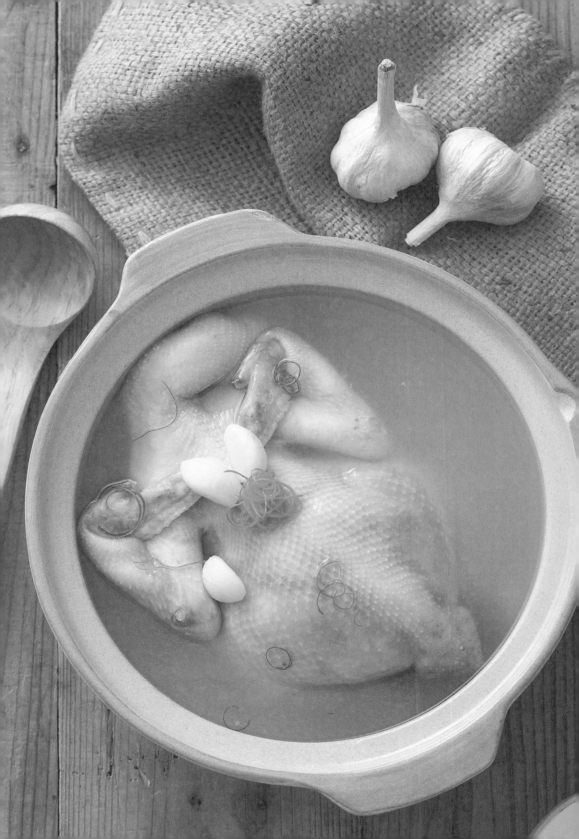

桂枝. 调和营卫第一药

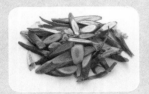

　　桂枝性味辛甘温，是中医名著《伤寒论》中的第一方"桂枝汤"里的君药，能温经、通脉、发汗，用来治疗风寒型外感。

　　风寒型外感有怕冷、头痛、肩颈僵硬、鼻塞等症状。在服用桂枝汤后，最好再喝点热粥，可以帮助药力散发。

　　此外为了帮助病人在风寒感冒时能够流些汗，我会建议病人盖着薄被，让身体微微出汗。如果出汗后觉得不再怕冷、头痛或酸痛了，就可以不必再喝药。但若没出汗且还是有这些症状，那么得再服药，且所有步骤要再重做一次。

　　特别注意的是，要缩短服药时间，加强服药频率。所以服中药时不见得一天只能服两三次，如果情况严重，一天服四五次也是可以的。能依情况变通，才是合适的治疗法。

　　Dr. Lee 还是得啰唆一下，针对感冒的病人，饮食禁忌是很重要的，古人也特别叮嘱我们感冒时，"禁食生冷、黏滑、肉面、五辛、酒酪、臭恶"的食物。翻译成白话文的意思是，若已经感冒了，就不要再吃生的和冰冷的食物，黏腻难消化的食物或是大鱼大肉，以及糯米和面食等，也不能吃辛辣刺激的食物、酒类或臭豆腐等发酵食物，这些都会加重肠胃负担，不利于身体快速康复。所以不仅要认真服药，还得严守饮食禁忌，才能加速身体复原。

我发现许多人都以为感冒只要吃感冒药便可，其他的饮食均可照常食用。感冒了就是身体需要休息了，所以大多数人会觉得特别疲劳，没有力气，只想躺着休息；同样的，感冒时肠胃系统也需要休息一下，吃些清淡无负担食物，反倒是给肠胃系统的最好礼物，能帮助身体恢复。

自古中医就非常重视饮食禁忌，甚至还有专篇文章特别讲"食复"。所谓的"食复"就是大病初愈却一下子吃太多食物，导致疾病又加重的状况。所以生病时的饮食分外重要，健康聪明地吃，才能远离疾病。

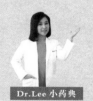

Dr.Lee 小药典

　　桂枝调和"营卫"，何谓"营卫"？营卫需分开解释：营为营气，指分布在身体血脉中的营养物质，随血液循环营运于全身；卫为卫气，主要指外在皮肤的屏障防卫机能。

　　调和营卫简单地说，就是将因感冒而失衡的身体内外系统再度调回平衡的状态。

丁香．子宫虚冷疗口臭

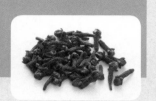

丁香古称鸡舌香，性味辛温，能暖胃去湿，治疗腹胀、呕吐、打嗝、噫气，在古代常用作天然口齿芳香剂。

我曾在清代的书中读到，古代大臣上朝时为了维持口气清新，常在口袋内放丁香；上朝前先在口中咀嚼一会，以免上朝讲话时口气太重，这也算是古代的"口香糖"吧。

夏季时若吃太多瓜果导致腹痛或腹泻，可将少许（两粒左右便可）丁香研磨成粉配着姜汤喝。喝些丁香姜汤，可缓解这样的不舒服症状。

小茴香．寒性腹痛治寒疝

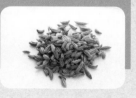

小茴香性味辛甘温，能理气开胃，是烤肉中不可或缺的香料，也是中药中常用以治疗寒性腹痛或经痛的药材，还能治疗寒疝疼痛；其功效为能增加血行速度，所以也能改善由于腰部闪到造成的疼痛。

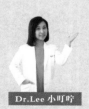

小茴香常和枳壳同用，可改善胁下疼痛（肋间神经痛）。所以吃有小茴香的料理，不仅能品尝到食物的美味，还可以治疗许多寒性的疼痛。

Dr.Lee 小叮咛　　　记住不可过用小茴香，过用容易发疮或头痛。

肉桂.手脚冰冷缓经痛

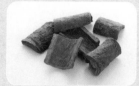 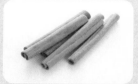

　　肉桂性味辛甘大热。肉桂本身是补肾的药,入肝肾二经血分,主治痼冷沉寒(寒性疾病)、腹中冷痛(寒性疼痛),又可疗脾虚不欲食。所以针对食欲不好,或因肠胃湿气过重造成的腹泻,可用少许肉桂,有暖胃开胃的作用。但不宜过食,辛热的食物吃太多会上火。怀孕的妇女更要避免吃过多辛热刺激的食物,以免影响腹中胎儿。肉桂磨粉后就是肉桂粉,西点常会加在烤苹果派中,我自己则喜欢加在咖啡之中。容易手脚冰冷或经痛的朋友,更是可将肉桂入菜,卤东西或腌肉时可酌加。我常在月经来时,在热可可中加些肉桂粉,能起到补充身体能量和缓解经痛的效果。

　　有些人喜欢喝些红枣桂圆茶来缓解不适,这的确能舒缓经痛;但有些女性在经行时,喝了含桂圆的茶饮,月经量会增多。这是因为桂圆是一道补血药。如果经行不畅,有血块又会疼痛,那么可以喝些温经养血的茶饮,如肉桂、可可或红枣姜糖茶;若月经量太少,则可喝红枣桂圆茶;但经量很多,就建议要由医生先调理为妥。容易经痛的朋友,则可趁着经行之际,用些辛温食材来暖活身体,经痛就会随之减弱。如果经前吃太多寒凉食物,则会加深经痛的程度。还是一句老话,你的健康和你吃进去的食物息息相关。

八角. 开胃止呕促循环

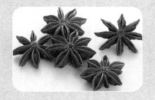

　　八角古名茴香，又名蘹香或大茴香，性味辛热，味香甜。

　　有趣的是，带有香味的药草，一般含有精油，而这精油通常可健胃祛风，也能够开胃进食、消除胀气、祛除风寒。所以我常常建议家中有小朋友的家长，如果小孩容易胀气或食欲不好，可以多用带有香味的食材（当然也是药材）入菜。卤制小朋友爱吃的食物时，多加些这类香料，或者烤蔬果、鱼肉时，也多加些香料，都能促进肠胃消化。

　　八角本身性味辛热，针对寒性的肌肉酸痛，或胃痛、疝痛、腰冷痛、风湿冷痛，也就是因天冷或食用生冷食物而造成的疼痛，都可以好好利用八角的药性来缓解不舒服。

　　最简单的方法，将八角加盐炒热，装入布包内绑紧，放在身体疼痛处按摩，就是环保又方便的止痛暖暖包。若是冷了可以倒出再炒热，或是放入微波炉加热后，重复使用。

花椒.补肾壮阳调经痛

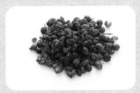

花椒性味辛热。功效：入肺，发汗散寒，治风寒咳嗽；入脾，暖胃燥湿，消食除胀，治心腹冷痛、吐泻水肿。

汉代的医书《伤寒论》中有一方"乌梅丸"，用来治蛔厥，其中就有一味花椒，主要是取花椒除湿、暖胃、杀虫之功效。所以花椒不仅有辛香的味道，还能暖胃温中，对胃寒引起的疼痛也有改善的功效。

除了能暖胃消食、治疗胃腹冷痛，花椒对肾虚所造成的尿频也有治疗的作用。但肺胃素热，容易口渴、长痘或痔疮发作的朋友就不适合多吃，免得火上浇油，热象更严重。

过年时，我的奶奶就会做腊肉，除了用高粱酒和上好的三层肉，还要用到的就是盐巴和花椒。将它们反复抹在三层肉外面，再用棉绳吊起，让肉慢慢自然风干，那腊肉的香味远远就能闻到。我至今还未吃过比奶奶做的更好吃的腊肉，有花椒暖胃的辛香，有高粱的酒香，还有自然的风干香，最重要的应该是对孩子的爱的味道，令人难以忘怀。

《神农本草经》中记载花椒可以"逐骨节皮肤死肌"，针对因寒盛造成的循环障碍而出现局部的皮肤骨节疼痛或肌肉麻痹，辛热纯阳的花椒便可以扮演温通骨节肌肤的角色。

花椒加盐除了可以做腊肉，也能炒热做成热敷的布包熨热四肢，能止痛活血，赶走风湿痛。对于经痛、寒疝或老人家的筋骨疼痛，都可以用这样的方式帮助缓解疼痛。

花椒盐热敷包制作方式

材　料： 等量的盐和花椒，依据药材分量准备适当大小的棉布一块、棉绳一条

做　法：

1. 放入盐和花椒以小火干拌炒五到七分钟（花椒香味出来即可，不用过久）。

2. 趁热放入棉布中，用棉绳绑紧（绑活结，避免要重复加热却拿不出来）。

3. 放在疼痛处温热按摩。

4. 冷了之后可以倒出盐和花椒，再次炒热，或连同布袋一起放入微波炉加热约 45 秒，就可以重复使用了。

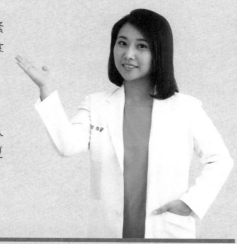

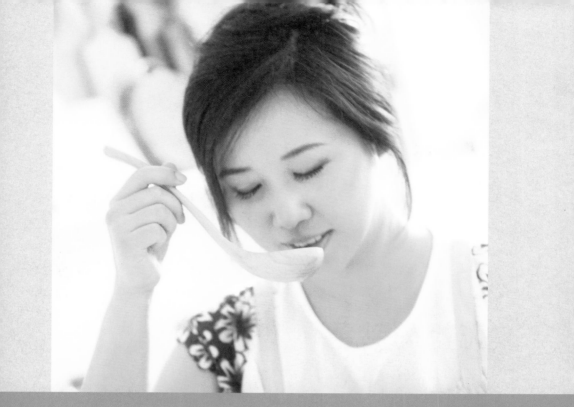

爸爸的花椒 Potato

厨房，在我的记忆中，不是妈妈的专属领地。

小时候最期待放学的钟声响起，沿路可以闻到家家户户做晚饭的香味。我想，我对美食的嗜好，应该是从小就开始了。

最喜欢对着刚煮好的菜，用力闻它的香气，但总是会被爸爸骂道："刚煮好的菜不要用鼻子一直闻，真是难看！"

我小时候不懂为何这样会被骂"难看"，后来懂事些，才知道小猪和小狗同样喜欢用鼻子一直闻。原来爸爸是觉得这个动作不太雅观，却不方便直接骂，而我也后知后觉。但每一道菜都有它特殊的香气，叫我克制不去闻，难啊！

其中，有一道我怀念至今的美味，不用什么昂贵的食材，但是只要爸爸一炒好，不消几分钟，马上就会被我和弟弟抢食得干干净净。期待每天的放学，因为有热腾腾的晚餐，满足鼻子，满足胃。也因为如此，总是希望家里的厨房都能天天开伙，为孩子营造属于他记忆中的美味。

生活中，嗅觉的满足也是很重要的。这道菜就是保准你会用鼻子一直闻的花椒 Potato。

花椒马铃薯

材　料：花椒 1 小匙、马铃薯 1 颗、肉丝适量、盐少许、油 2 大匙

做　法：

1. 将马铃薯洗净削皮，切细长条（像麦当劳薯条的长条状，再薄些）。（图 1）
2. 猪肉切成长条状的细丝。
3. 热锅后转小火，将油倒入，并放入花椒翻炒出香味。（图 2）注意要用小火，不然花椒炒焦会有些苦味，就没那么香了。
4. 花椒的香味出来后，就可盛出。（图 3）
5. 用爆香花椒的油炒猪肉丝，翻炒两三下后，放入马铃薯条。（图 4）
6. 先用大火快炒，再转小火焖炒。因为马铃薯容易粘锅，所以要不时翻炒一下。等到马铃薯条变软后，加些盐调味，这道菜就完成了。

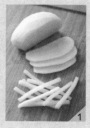
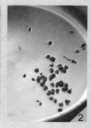
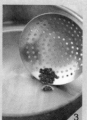
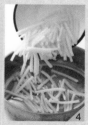

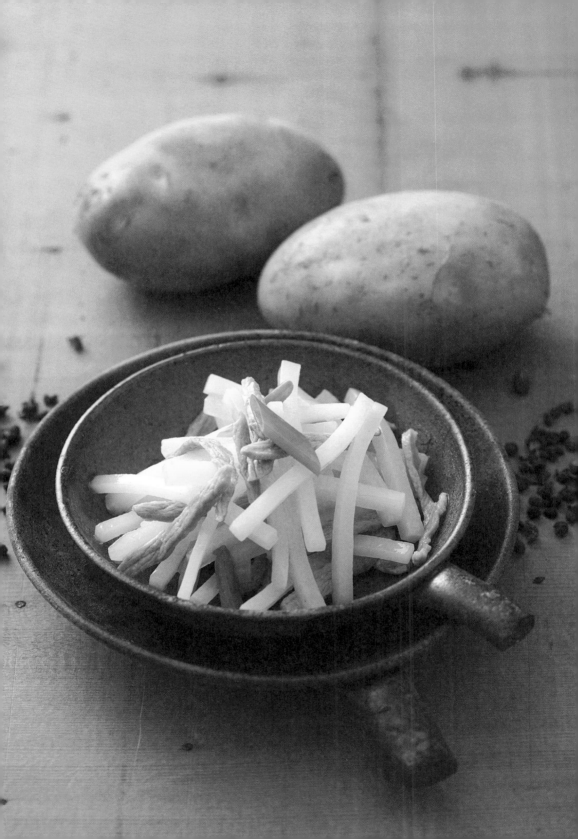

薄荷. 头痛咽肿止肤痒

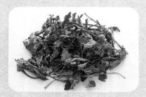

　　薄荷性味辛凉，能扩张皮肤毛细血管，帮助身体发汗，也有助于消除肠胃胀气，同时对于轻微发炎疼痛的疾病，有止痛消炎的功效。

　　临床最常用以治疗眼睛红肿发炎（如结膜炎）、牙龈发炎，以及头痛或咽喉肿痛等不适。薄荷也能改善皮肤红肿发痒。

　　薄荷还有其他特别的疗效，比如，夏天吃坏肚子腹泻了，赶紧来杯浓浓的薄荷茶，就能改善腹泻的状况。薄荷不论是新鲜的还是干燥的，都有这样的功效，所以是居家常备的好药材。

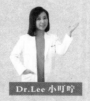

Dr.Lee 小叮咛

　　薄荷的治疗效果在其精油，所以煮薄荷茶饮时，记住千万不要久煮。水煮开之后再放入薄荷，煮十到十五秒就可关火，盖上盖子，焖约三分钟即可。这样才能保有薄荷的香气和治疗的功效。

胡椒. 胃寒疼痛发汗药

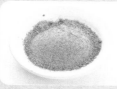

　　胡椒性味辛热。少量的辛温或辛热食物，可以温暖身体，加强血液循环；大量或过量使用，则容易耗伤阴血，引起体内的热性反应，加重发炎的现象。

　　一般来说，若是有发炎性的疾病，就不能吃辛热刺激的食物，皮肤容易有痒疾者也得忌食；若有目疾，如结膜炎或干眼症，也要少吃辛热食物。

　　我引用一段李时珍的话，他曾说"胡椒是辛热纯阳之物，宜肠胃寒湿之人"。但本身体质偏热之人，食之则助火耗气，身体的阴液或阴血会深受其害。李时珍小时候就是很喜欢吃胡椒，每一年都会有眼睛的疾病发作。长大后知道胡椒是热性食物，于是就不再吃了。之后每年的目疾也不再发作，若是偶尔吃到一些，他便觉得眼睛干涩且看不清楚。这是李时珍自述的亲身经验，是很实在的经验，分享给大家。

　　特别要注意的是，如果是习惯性流产体质的妇女，怀孕后对于辛辣刺激的食物要多忌口，最好不要吃。因为这些都是会刺激子宫收缩、容易引发流产的食物。

　　不只是辛香的胡椒，古书上还记载孕妇忌食肉桂。但若只是少量应不致引发早产或流产，重点是不要太常食用或过量食用。

白豆蔻. 行气暖胃解酒积

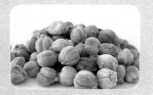

　　白豆蔻性味辛热，一般多直接称作豆蔻，主要作用在胃肠和肺部系统，能温暖肠胃，行气、消胀、解酒；但也因为其性味辛热，本身是容易上火体质的人，可要慎用。

　　豆蔻的香味应用很广，除了在麻辣锅中常吃到之外，在东南亚，许多国家也将豆蔻加入咖喱中；欧洲国家则是将白豆蔻带入料理中，例如用来腌制肉品，或加入甜点、面包与面食中；还可以将豆蔻磨成粉，撒在咖啡上，独具风味。

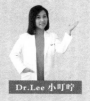

Dr.Lee 小叮咛　　再好的食物过量食用，有时不仅不能达到保养或治疗的功效，还容易造成反面效果，这也是我们在用食物养生时一定要记住的观念。

肉豆蔻. 腹痛止泻消胀气

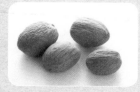

　　肉豆蔻有个可爱的别名，叫做肉果，同样也是温性的食材，在麻辣锅中偶尔可见。肉豆蔻有股特殊香味能帮助开胃进食和暖胃消胀气。针对小孩肠胃有积滞，或容易肚子胀到大大的而不想吃饭的症状，这时利用肉豆蔻除胀消食的功能，加入食物中一起烹煮，便能改善肚子"膨风"的情况。

　　肉豆蔻对容易腹泻的体质也有其疗效。如果不是吃坏肚子的拉肚子，而是一吃到生冷的，或是天气一变冷，肠胃敏感导致的腹泻，肉豆蔻的温性具有收涩的功效，能改善有此症状的敏感虚弱的肠胃系统。

　　有不少的药物都会因剂量不同而影响到作用效果。肉豆蔻对肠胃有局部刺激作用，少量使用能促进胃液分泌及肠蠕动，达到暖胃消胀的效果；但是大量使用则会呈现抑制作用。所以吃麻辣锅时，可不要一下子吃太多，免得过量刺激反倒使肠胃不适，容易腹泻或胀得更不舒服。

红花. 少量养血通经药

藏红花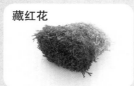

川红花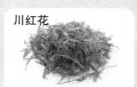

红花古名红蓝花，入药的红花可分为川红花和藏红花。

川红花为菊科植物红花，其功效为活血通经、散瘀止痛，可促进子宫收缩，帮助降血压，扩张心脏冠状动脉血管。

藏红花亦称番红花，为鸢尾科多年生草本植物，番红花的花柱头，在波斯语中念为"ZAAFARAN"。

《本草纲目》记载："藏红花即番红花，译名泊夫兰或撒法郎，产于天方国。"天方国即指波斯，现为伊朗一带。藏红花之得名并非因其产于西藏，只因其古时是从地中海沿岸经印度由西藏传入的。你看，我们不要以貌取人，同样有时也不能以名偏颇地认药呢。

川红花和藏红花两者的功效均为活血、破瘀、通经，都可用以治疗月经闭经、挫伤疼痛、心血管疾病等。少量的使用能养血，多用则能行血化瘀；同时又兼凉血解毒之功。但要注意，使用过量会破血下胎，所以这两味药孕妇皆忌用。

在古代，红花曾用于治疗胎死腹中的情况，借助红花破血下胎、刺激子宫收缩的作用，使其分娩出死胎。

川红花和藏红花在价格上相差极大，药用较常使用或看到的是川红花；而大家常吃到的菜肴中的番红花，以产自中亚和西班牙的较为著名。

在欧洲，番红花甚至被冠上"香料中的皇后"的美名，除了是强调其美味外，也是对于其价格昂贵的形容。

在古代也用红花来染色，唐诗中曾有"红花颜色掩千花，任是猩猩血未加"之句，形容的就是红花独特艳丽的染色效果。

番红花除了在欧洲广为人知，在中东、地中海和印度料理中，也经常使用。不管是入饭炖煮还是与肉类搭配食用都十分美味，和海鲜一起烹调更是对味。例如，西班牙菜色中的番红花海鲜炖饭，油亮鲜明的黄色，配上甜美的海鲜，再来杯冰镇白酒，真是享受美食又兼顾养生的料理呢！

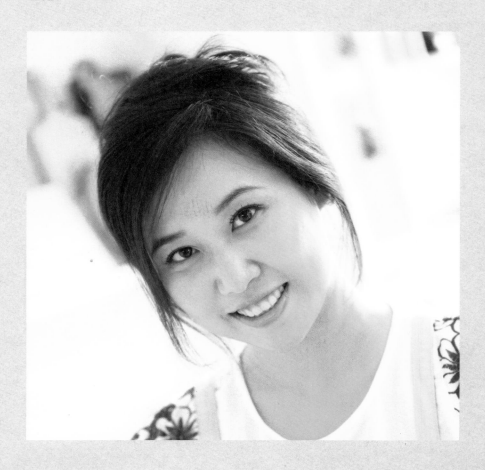

西班牙番红花海鲜炖饭

材　料： 蛤蜊半斤、虾子 100g（剥壳后去除沙肠，留下虾头）、透抽 1 尾（切段）、带叶的芹菜 1 枝（切细）、月桂叶 2–3 片、白酒 50ml、红葱头 1 小颗、洋葱 1/8 颗切丁、炖饭专用的米 1 量杯（快速过水一次，或不洗直接煮）、昆布或鱼骨高汤约 500ml、咖喱粉 1 小匙（可不加）、番红花 1 小匙（先浸泡水使其变色）、橄榄油 1 大匙、无盐奶油 2 大匙、现磨帕马森干酪 2 大匙（可不加）

做　法：

1. 用橄榄油将洋葱和红葱头末炒软。
2. 加入意大利米拌炒约 2 分钟，再倒入白酒和月桂叶，拌至酒汁收干。
3. 慢慢加入 1 大勺热高汤，与米饭拌炒，直到汤汁收干。（图 1）
4. 再加入高汤、拌炒至汤汁收干；持续这个步骤，直到米粒煮至外软内硬，米心仍保有嚼感的熟度。
5. 当米饭快熟时，加入番红花水和咖喱粉再次拌炒，使其上色。（图 2）
6. 撒入帕马森干酪，最后加入 1 大匙的奶油，拌匀，并用海盐与胡椒调味。
7. 将煮好的米饭加入切细的芹菜放置盘中，将蛤蜊放置其上，再入烤箱用 180 度火烤至蛤蜊打开。
8. 趁烤蛤蜊的同时，在另一锅中用剩下 1 大匙的奶油将透抽和鲜虾煎熟。
9. 将煎好的透抽和鲜虾摆在米饭最上面，再削上几片帕马森干酪，地道西班牙美食呈现在面前。

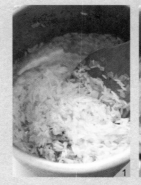
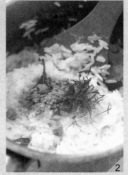

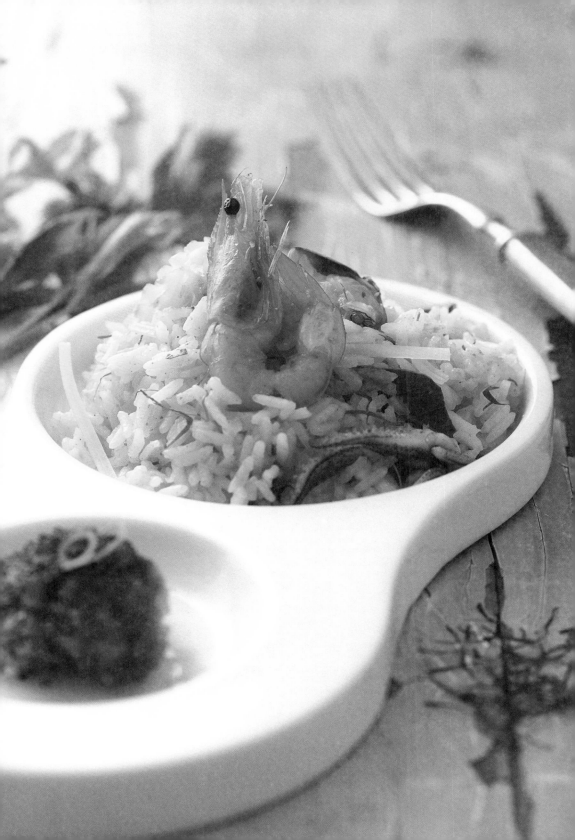

当归. 血中气药各有归

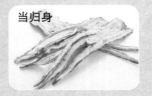
当归身

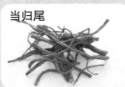
当归尾

当归性味辛苦温。许多人都知道当归有补血的功效，在其功效中有一段话是这样描述的：当归为血中之气药。主要就是在补血的同时，还能推动血气的运行，使气血各有所归，故名当归。

在看诊时常有不少女性朋友询问我，如果有子宫肌瘤可以吃当归吗？其实，当归的另一功效，便是治疗所谓的"症瘕"，即肌瘤或肿瘤的疾病。因血气不行，凝滞为病，便容易造成症瘕。当归这时便扮演血中之气药，推动凝滞的气血运行。

当归依部位的不同，其功效也有不同：当归头能止血，当归身为养血，当归尾为破血下行。

我本身很喜爱当归的味道，尤其是冬天炖汤时，不管是排骨汤还是鸡汤，只要放入一两片当归，就能增添整锅汤鲜甜的滋味。但记住不要久煮，影响其功效不说，味道也容易变苦呢！

药材的药用部位是一门学问，使用部位不同，功效也会大大不同；炮制部位不同，功效也会有所差异，这些都是药物有趣的地方。在古代针对药物的使用部位和如何炮制，都有专门的书探讨，所以药物学其实是一门不简单的学问。

古代在药物采摘和炮制上都非常地讲究，不少中医师本身也深具药物炮制的知识。从产地和药材选用部位，到药物如何炮制，每个环节都深深影响药物本身的功效。

　　许多人认为中药含有毒性，但正确的炮制只会将治疗功效最大化，而将其毒性最小化；甚至有些药物的毒性也正是其疗效所在。就像是治疗癌症的标靶药，亦有其毒性，但是也因为有疗效，所以用来治疗癌症。但相对于中药似乎就没有这么幸运，偏颇的观念很容易就将千百年的药物炮制精华扼杀掉，许多人甚至因此就不敢用或禁用。究竟这是人类在文化资产上的损失还是福气，时间也许会给予答案。

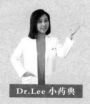

Dr.Lee 小药典

　　炮制：鲜汁服或熬膏良（熬膏效果较好），趁新鲜打汁服用或是切片炖煮熬膏都有功效。

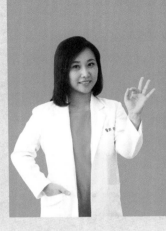

Dr.Lee 小叮咛

　　当归生姜羊肉汤其实是一道古方，针对产后虚寒腹痛的产妇，有温补、养血、止痛的功效。当归和姜都是温性的，有温暖身体和发汗的功效，枸杞能滋肾强筋骨，羊肉则温补身体，古代妇女在产后或虚劳体质的人多服用羊肉以滋补。

当归生姜羊肉汤

材　料： 当归 10-12g、老姜片 5-7 片、枸杞 10g、羊肉半斤、水 1500ml、米酒 1/4 杯、盐一小匙

做　法：

1. 将羊肉切块，氽烫后置旁。
2. 锅内加入水煮滚，放入羊肉和老姜，小火煮约 40 分钟，直到羊肉变软。
3. 放入米酒和枸杞，煮 7 到 10 分钟。
4. 放入当归和盐，再煮 3 分钟即可。

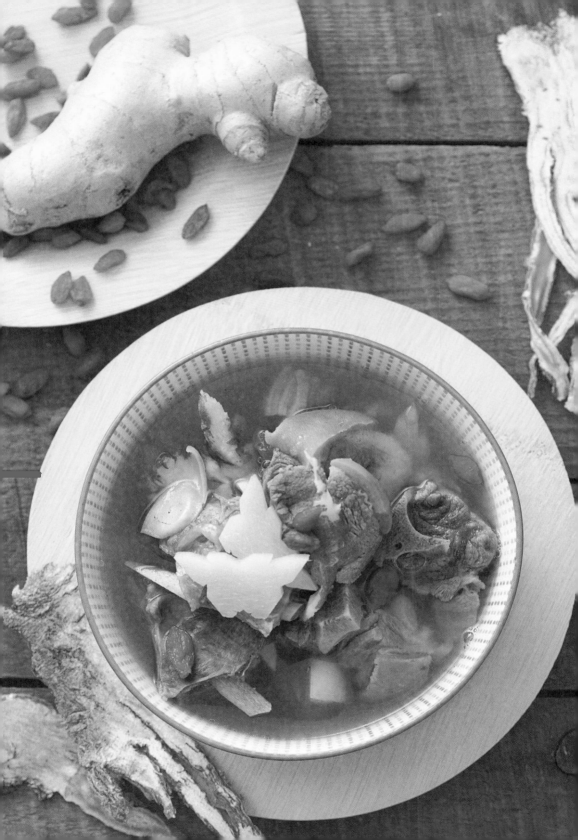

熟地. 养血润肤乌髭发

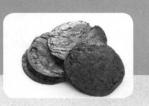

　　熟地性味甘温，能补血滋肾，明目黑发。因为熟地有补血的效用，古书在其功效中甚至强调可治疗胎产百病。但熟地滋腻，若是容易腹泻的体质，要适量服用。

　　熟地波特酒炖牛肉非常适合产后补血食用。女性在经行后也能作为炖补之品。但这可不是女子专用，男生也可以用这道炖汤补肾、黑发与明目。

熟地波特酒炖牛肉

材　料：牛肋条肉 400-450g、小马铃薯 2 颗、大西红柿 3 颗、胡萝卜 1 根、洋葱半颗、熟地 15g、波特酒（或红酒）40ml、橄榄油 15ml

做　法：

1. 先将牛肋条肉切块，长宽约为 5×2 厘米，快速汆烫后置旁。
2. 将西红柿在尾端轻轻用刀刻画十字形，入滚水快速汆烫，再取出置入冷水，去皮置旁备用。
3. 马铃薯和胡萝卜洗净后去皮切块，洋葱切块。
4. 将橄榄油放入锅中加热，加入切块的洋葱以小火炒香。
5. 放入牛肉，用中火翻炒到牛肉变色。
6. 加入胡萝卜、马铃薯和牛肉一起翻炒 3-5 分钟。
7. 加入波特酒（或红酒）大火快炒 10-20 秒，放入西红柿再次翻炒拌匀。
8. 加入 500ml 的水，小火慢炖 40 分钟。
9. 放入熟地，和牛肉一起煮 15 分钟后，取出熟地即可食用。

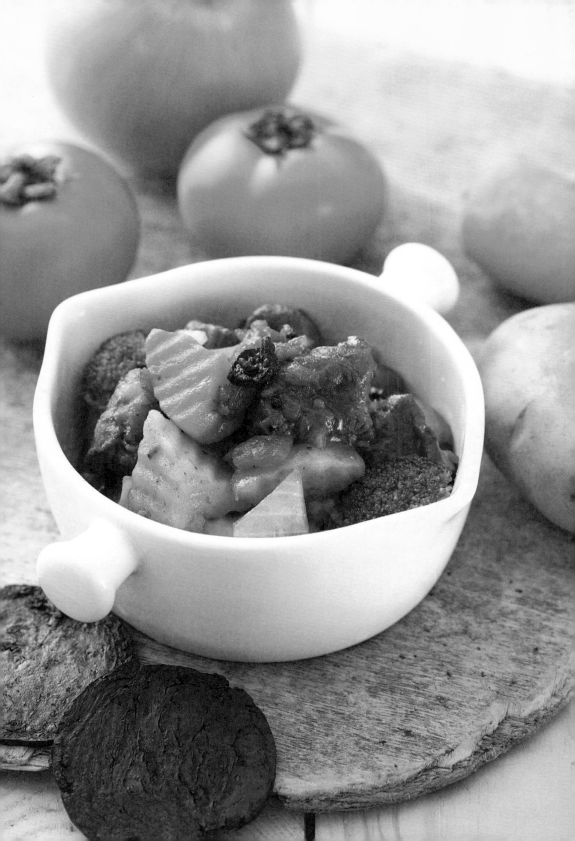

川芎. 疏郁止痛兼调经

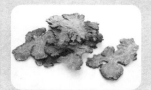

　　辛温的川芎是妇科常用药之一，使用频率就如同当归一样。它早已深入我们的生活中，日常饮用的四物汤（川芎、芍药、当归、熟地），其中便有川芎。许多男生会排斥喝四物汤，认为这是女生喝的，但是川芎可不仅能用来治疗女生的疾病，也常用来治疗头痛、腹痛、胁肋痛，对于痉挛抽筋等疼痛，同样有止痛的功效。

　　除了治疗血瘀的疾病，川芎对于气郁的疾病，同样能疏通淤滞，所以川芎不仅能治疗妇科的疾病，只要是淤滞不通的情况，都可运用川芎来疏通。

　　川芎在古代还有一个特别的用处，就是验证有无怀孕。以前没有超声波，如果月经该来却没来，除了请医生把脉外，也会运用川芎末来验胎之有无。诊疗的方式是请妇女趁着空腹时服下一小匙川芎。过三个月，服下川芎末后腹中会出现微动（胎动），就是怀孕。若是没有任何胎动的迹象，加上没有"喜脉"，这时就可判定为闭经，就是月经不来，必须进行调经、通经的治疗。

　　我在读古书时，曾念到关于未出嫁女性若是月经迟迟不来，家人请医师来就诊，却发现其有怀孕的迹象的记载，这时医师往往为了顾全女子的生命或其家人的颜面而使用特别的处理方法，并不会大声张扬该女子已经怀孕的事实。因为在古代，出现这样的状况是一件令家族蒙羞的事，甚至可能会危及该名女子的性命，这时医师的处理智慧就非常重要。

医书中将其列入医生该有的医德建议。在封建社会中，古人在这方面的处理技巧比现代人更为细心。为病人着想不仅体现在身体上，在心理上也要站在病人的立场考虑。我当时将这名医师的治疗方法和处理这种情况的做法，都字字详细地纪录。如此为病人着想的治疗过程，真是令人感动。一名好的医生，不仅在医术上令人佩服，其医心同样令人动容。

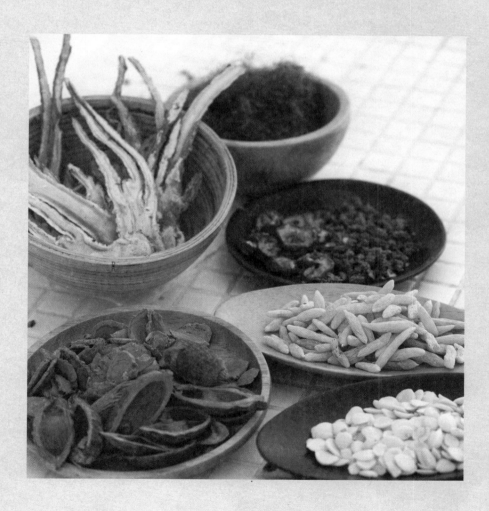

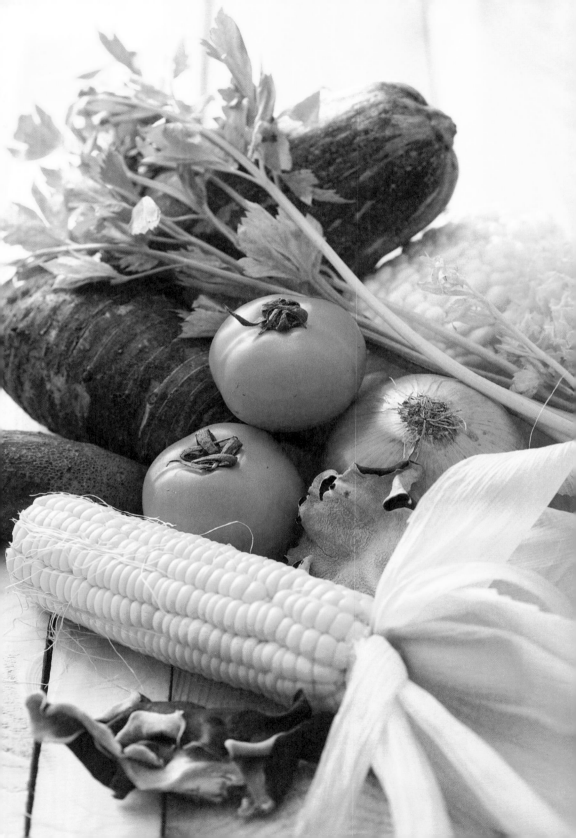

Part 2 / 蔬食类

　　每一种植物都有其特属的性味功效（当然动物和矿物也有），在回归自然有机生活的同时，是不是也应该再重新认识一下我们生活中的蔬食呢？

　　有机的自然栽种就是利用一物克一物的道理，尽量不再使用化学合成的药物或杀虫剂，避免破坏大自然本身的平衡。

　　人体又何尝不是如此，草本的药物自有其偏性，但也正是其药性所在。聪明的医生是了解人体失衡之处，再借由植物本身的偏性来导正人体之偏性，使之回归平衡，重返健康的状态，这才是人体由内而外的、自然的、有机的治疗方法。

莲藕　　　莲子

不伤身的阿司匹林　　　久泄良药

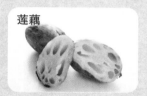

莲藕

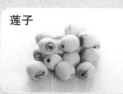

莲子

　　莲藕性味甘寒。生食能凉血化瘀，解酒，解蟹毒。熟食甘温，能益胃、止泻。生食宜选外形鲜嫩的，熟食煮汤的则选择外形较老、较胖壮的。

　　藕节有止血的功效。若有跌伤或内出血，用藕节入药，是临床很常使用的疗法。对于胃出血、痔疮出血或牙龈出血，则可单用生的老藕打汁服用，可帮助止血。因为藕汁内含鞣质，具有收敛的功效，对于出血性疾病或小孩容易流鼻血的症状，都可以多喝些莲藕汁或用莲藕炖汤来降低出血的频率。

　　莲蕊须性味苦寒，能清热止血、治疗遗精或热性出血性疾病。

　　莲子性味甘温，能健脾益胃、收涩治崩，对于小孩容易腹泻或容易遗尿、尿床，以及男子滑精、女子白带过多，都可以借由莲子收涩的功效，来帮助改善病况。莲子不仅可以煮汤食用，也可以加入白米中，煮成莲子饭，长期食用便能见其功效。莲藕粉是天然的安眠药，能帮助安神宁心，为产后、病后虚劳滋补妙品。莲藕粉清虚热的效果也特别好，有些小朋友在夜晚时总是睡得一头汗水，这时候爸妈可熬煮些莲藕粉的茶饮，在平常给小孩子饮用。一段时间之后，这样的虚汗状况自然会改善。藕粉是我最爱的天然炸粉，只要炸狮子头、煎猪排，都是用藕粉来当裹粉，滋味特别好喔。

清热安眠藕粉茶

材　料：莲藕粉 3 茶匙、水 500ml、冰糖少许
做　法：
1. 将 3 茶匙的莲藕粉先用少许冷水拌匀。
2. 加入刚烧开的热水继续搅拌，可在此时
加入些冰糖，搅匀后便可饮用。

Dr. Lee 小叮咛：
如果容易便秘或正在感冒初
期，都不建议食用莲子，以免
加重病情喔。

芡实. 白带腹泻缩小便

　　芡实的古名很有趣，叫做"鸡头子"。芡实本身虽然和鸡头长得很不一样，但其外包的壳，也就是整颗果实的外壳尖处，和鸡嘴长得挺像的，所以芡实的花又叫鸡嘴莲。

　　芡实常用来治疗肠胃疾病，尤其是久泻或是吸收不良；也常被用来治疗妇女的白带问题，或是男子的梦遗、滑精。只要是收涩不良的疾病，基本上都可以搭配芡实来治疗。

　　在四神汤中也少不了芡实这味食材，但要记住，食用芡实时一定要细嚼慢咽，这样收涩的疗效才会更好。因为其具有收涩的功效，所以一次不要吃太多，避免胀气不舒服或导致便秘的问题，当然如果本身就有胀气或便秘的问题，就得少量食用了。

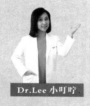

Dr.Lee 小叮咛

　　食用芡实时一定要细嚼慢咽，收涩的疗效才会更好；也不要一下吃太多，不然会引起胀气或便秘的问题喔。

荷叶·补脾升气治遗精

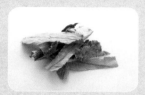

　　许多人欣赏荷花的美，尤其张大千更是将墨荷之美画到极致。荷花、荷叶有着脱俗的美，而且还兼具许多治疗的功效。将荷叶入菜，如粉蒸荷叶排骨或荷叶糯米鸡，能帮助脾胃之气。

　　古方枳术丸便是将荷叶连同饭一起煮熟，成丸入药，以固脾胃升阳气。通过荷叶升清化浊，入饭引入中焦，加强原本枳实和白术健运脾胃的功效。

　　荷叶还能散瘀、活血兼治遗精。若是不小心跌伤或是产后需要化瘀排恶露，都能添一味荷叶，来加强化瘀血、生新血的功效。

　　荷叶因其有疏通之效，临床上常用来治疗肥胖，特别是痰瘀型的肥胖。喜食肉类和甜食，代谢低下，气不足又容易疲累，这类人群在减重的同时，多喝些荷叶茶，能帮助身体阳气的疏通和脾胃的健运，还能改善身体因为循环代谢障碍而容易疼痛的毛病呢。

紫苏 〔叶、梗、子〕. 发汗散寒解毒药

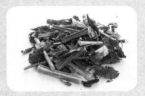

　　大家一定都吃过紫苏梅。我第一次吃的紫苏梅是姑姑自己腌制的，梅子很大，非常甘甜，还有少许特别的香气。当时我还很小，不懂为何梅子旁会有叶子模样的东西。询问姑姑之后，才知道那是紫苏叶。当时以为紫苏配梅子只是单纯好吃，还不知紫苏有很多很好的疗效。

　　例如，紫苏油本身就兼具防腐的功效，所以许多腌制品中加入紫苏，可不仅是单纯好吃而已。紫苏叶还可以发汗散寒，能治疗风寒型的感冒。

　　紫苏叶也有杀菌作用，所以在日本料理店常被用来搭配生鱼片或握寿司食用；温性的紫苏叶还能中和鱼蟹的寒性，避免因过食鱼蟹而腹痛、腹泻。

　　紫苏梗除了健胃，还能改善咳嗽。特别针对怀孕期的孕妇，感冒咳嗽时，我多会加入紫苏梗温和治疗，且具有安胎的功效。

　　紫苏子则多了化痰的功效，所以若是咳嗽伴随痰多，则可运用紫苏子的化痰之功。我在临床上常用紫苏子治疗老人家久咳不愈或咳痰难出，效果挺好的。

白萝卜

〔子〕. 行气消胀解宿醉

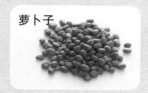

萝卜子

白萝卜又称莱菔，能行气、化痰、消食。性味辛甘，生吃、熟食的功效也不一样。生吃性味辛甘凉，能润肺化痰，治疗热咳失音，且能解酒毒。针对宿醉不舒，可喝些生萝卜榨汁缓解。

熟食则甘温，能助肠胃消化，改善胀气；若是因吃面食或糯米而导致的腹胀，这时可喝一碗萝卜汤，便能缓解食积。

因为白萝卜有消气的功效，如果有人吃了补气的药而感到腹胀不舒服时，吃些生萝卜便能化解。但如果正在吃补药调身体，就要忌食萝卜，以免影响药效的吸收。

萝卜子也是一味中药，主要能帮助化痰治嗽，是临床很好用的一味化痰药。

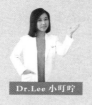

Dr.Lee 小叮咛

宿醉时将生萝卜榨汁饮用，就可缓解不舒服。但如果正在吃补药调身体，就要忌食白萝卜，以免影响药效的吸收。

胡萝卜. 顾眼明目治夜盲

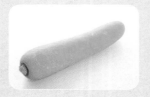

　　胡萝卜又称红萝卜，元代时从国外移入，《本草纲目》也有记载，但当时不晓其功效。

　　后来我研读古书时，发现古代有一名方羊肝丸，特别能补眼明目，甚至强调所有目疾皆能治疗。读到这里，不免心生疑惑：有这样厉害的药物吗？研究后才发现，以前的羊多吃胡萝卜叶，加上羊肝脏富含维生素 A，针对夜盲症和干眼症的确有治疗的效果，但强调所有目疾皆能治疗是有夸饰之嫌疑了。

　　白萝卜和胡萝卜虽然都是萝卜，但是功效很不一样。一般来说，在用补气药时，都会跟病人说不能吃白萝卜，但胡萝卜就没关系。主要是白萝卜有消气的功效，性味较寒；而胡萝卜性味甘平，且富含胡萝卜素，在人体内会转变为维生素 A，其对于眼睛的保护是不可或缺的。但是请记得要煮熟吃，并搭配些好油，才能有效吸收胡萝卜素成分喔。

　　有些小朋友很不爱胡萝卜的味道，但我记得小时候家中的一道美味料理——胡萝卜炒蛋，并没有生胡萝卜的味道，反而有着浓浓蛋香。甘甜的胡萝卜丝配上滑嫩的蛋，真是百吃不厌啊！

百合 · 让人快乐的魔法

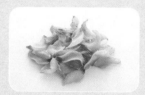

　　小时候听说失恋了要吃香蕉皮，那时我想失恋的人真是可怜，心都已经这么难过了，还要塞入香蕉皮这样难吃的食物。后来我在研读《伤寒论》时，发现原来百合可以治疗"百合病"，就是情绪郁结不舒的疾病。症状为想吃却吃不下（意欲食、复不能食）；常独自一人不想讲话（常默默然）；想睡，躺着时却翻来覆去不成眠（欲卧、不能卧）；想走走，站起来时却又不走了（欲行、不能行）；吃东西时偶尔会觉得好吃，有时又觉得食之无味（欲饮食，或有美食，或有不用闻食臭时）；口中觉得有苦味（口苦），用了药物也无效（诸药不能治）；就像是被神灵附身（如有神灵者），身体看起来无恙，但整个人像变了样，古代就叫此病为"百合病"。在现代来说就是精神上的疾病，如精神受了很大刺激，例如失恋，通过百合可帮助自己的心和身体恢复正常。

　　食用百合可分为新鲜的和干燥的，药用部位是其鳞状茎，色白入肺，对于肺热咳嗽、痰黄涕稠，有清热、润肺、改善咳嗽的功效。百合也入心经，能安神、宁心、助眠。新鲜的百合可以和食物共煮，如炒芦笋或炒山药肉丝，也可以直接煮粥食用。干燥的百合通常都是入药共煎煮，由中医师开药方，依需要的分量，再行服用较合适。

番薯・肠道的清道夫

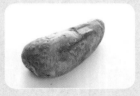

　　番薯又名甘薯，一名地瓜，相传是从东南亚国家移种，因可以大量生产以御饥荒，所以后来台湾便大量种植，成为非常普遍的食物，也成为许多台湾人小时候常常吃的食物。我还记得爸爸常跟我们说，他小时候家境不好，平常大多吃地瓜清粥，能吃到完全白米饭的机会是少之又少，更别说加颗蛋了，只有在节庆时偶尔才会吃到鸡肉，和现在每天大鱼大肉真是天差地别。现代人大鱼大肉吃多了，才发现原来只吃番薯粥的日子对身体才是健康。所以，现在简单又便宜的番薯反而又成了"当红炸子鸡"。

　　其实番薯还有一个特殊功能，就是能缓解晕车、船的症状。晕船或晕车的人，在坐船或搭车前可吃少许的番薯，肠胃道就会舒服些。下回出去玩时，袋子中别只记得晕车药，放些番薯预备着，也是一个改善晕车的好方法。这可不是空口无凭的，依据就是我在读古书时看到的一个小故事。古代有不少士兵在渡海时晕船，刚好船上备有番薯，有些士兵因吐到肚子饿了，就拿少许番薯来吃，吃完后居然发现头不晕了也不吐了。番薯能防晕船的特别功效就这样传开了。

　　同样对于止吐很有功效的就是生姜汁。所以下次坐船或搭车时预备着生姜炖番薯，稍吃一些，就不怕晕船或晕车了。

山药.生食补肾熟食助脾

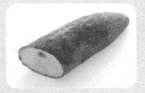

　　山药古名薯蓣，后来为何改称山药，是有缘由的。古时候不管是人名或药名，绝对不可以和皇帝的名字一样，虽然比皇帝早取名，可是重复了还是得改名，薯蓣就是一个例子。

　　唐代宗名豫，山药因避讳改为薯药；北宋时又因避宋英宗赵曙讳而更名山药。我猜想是因为当时为野生的居多，药夫都得去山里采其根茎，又因其药性不错，故称山药。

　　山药性味甘平，是大家很喜爱炖汤的食材之一，但大多数人都不知道山药生吃、熟食的效果是很不一样的。生吃能补肾填精，对于补充植物性荷尔蒙很有帮助；熟食则能健脾益胃，对于肠胃系统的改善同样有很大帮助。

　　神农本草经可是将山药列为药材中的上品，能补身体、益气力、长肌肉。宋代的本草书中也言明山药能益肾气、健脾胃、止泄精、治健忘，可谓脾肾双补之药。

山药花雕鸡汤

　　山药生吃可以养颜补肾，熟食可以健脾胃，而 Dr. Lee 最喜欢吃山药外熟内生带滑嫩的口感，也就是别煮太久。但每个人喜爱的口感不一样，所以生吃熟食各有千秋。这道补汤可以不用其他调味品（例如盐巴或味精），汤本身的甜味就很够了。冬天喝上一碗，会感觉手脚都暖乎乎的，趁热喝完最美味了。

　　这道药膳汤既好喝又可以养颜美容，还可顾脾胃，是 Dr. Lee 的私房菜，食谱是 Dr. Lee 自创的，和市面一般食谱的花雕鸡做法可能略有不同，请别见怪，不过相信美味程度是不会差太多的。

材　料：切块土鸡（或放山鸡）半只、山药适量切块、花雕酒与黄酒各半碗（喜欢酒味重的可多些，不喜欢的微加便可）、姜 5 片、葱花适量切细

做　法：

1. 将鸡肉快速汆烫后，置旁备用。

2. 准备半锅清水并放入姜片煮滚。

3. 将汆烫后的鸡肉置入锅中，用文火煮 30-40 分钟，煮到汤变成乳白色，汤中有香味。

4. 放入山药。山药的软硬程度可依个人爱好：喜欢外软内滑嫩的就别煮太久，小火约煮 3-5 分钟；喜欢完全炖至软绵程度，就用文火再续煮 15 分钟左右。

5. 不爱酒味的朋友，这时可放入花雕酒与黄酒和山药同煮。喜欢花雕味的，起锅前 3 分钟再放花雕酒（黄酒可以先放）。

6. 熄火，撒入葱花，美味的补汤就完成啦。

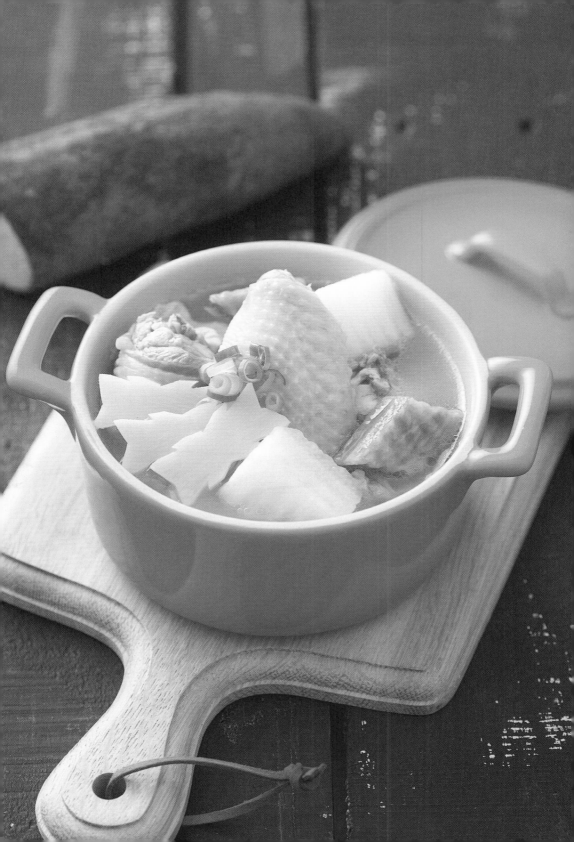

芋头·补虚消肿痒疾忌

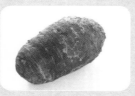

　　芋头甘滑，古人常将芋头和鲫鱼同煮以补虚劳，改善疲劳无力的症状。芋头富含淀粉和植物性蛋白，饱腹感甚高，但是容易腹胀的人不能多吃，否则肚子会胀得更不舒服。现代比较少用芋头入药，然而清代名医叶天士倒是曾用芋头煮粥，治疗小儿颈部淋巴核肿。

　　芋头属于发物。所谓的发物便是容易加重原本皮肤疾病的食物。所以有痒疾的患者要避免吃到发物，才不会让痒疾更严重。

　　我记得小时候，在小芋头生产的旺季，爸爸常买回家将之洗净，蒸煮后，我们会沾些蒜头酱油来吃，咸咸甜甜的滋味好难忘啊！长大后，我几次自行按这样的方法来蒸煮，却老是觉得做不出小时候那么好吃的味道。有些记忆中的美味，真的只能在记忆中回味了！

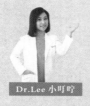

Dr.Lee 小叮咛

　　发物，便是容易加重原本皮肤疾病的食物。所以有痒疾的患者，都要避免吃到发物，才不会让痒疾更严重。

韭菜

〔子〕· 活血消瘀兼助阳

　　韭菜为佛家五荤之一。五荤都有特殊的气味，像是韭菜或大蒜，大都含有机硫化合物，具有强精补阳的功效。

　　为何古代佛教会禁止这些食材？可能是因为这些食材具有补阳的功效。比如韭菜子，古代就用它来治疗阳痿、梦遗、早泄或小儿遗尿。

　　这些具有强烈气味的食物，往往也具有杀菌的功效，性味多属辛温，吃过多可是容易上火的。

　　韭菜还有一个特殊的功效，就是能活血化瘀，尤以将其洗净后生食或榨汁服效果最好。它能治疗体内的瘀血，不论是胃部的瘀血、泌尿道的尿血，还是挫伤的瘀血，均能化瘀止痛。

　　所以下次如果不小心扭伤了脚，少吃些止痛药，多喝些新鲜韭菜汁。虽然味道辛辣，但是能够化瘀止痛又没副作用才是王道。

荸荠. 消除结石的妙方

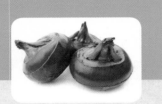

荸荠也是我日常爱吃的食物之一，除了做虾松或狮子头时能够增添鲜甜美味外，还能软坚化结，对结石有疏通的效果。

古书上强调荸荠能治噎嗝和开胃化食。有时小孩或老人家肠胃不消化，很容易一直打嗝不舒服，这时赶紧做一杯新鲜的荸荠汁，加些蜂蜜慢慢喝下，便能缓解不适的感觉。

芹菜. 利尿降压叶亦服

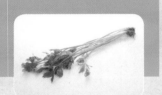

芹菜性味甘凉，可以清热、降压、利尿。

初期泌尿道发炎还不严重时，可将芹菜打汁来喝，能改善发炎和小便不利的情况。若容易因痔疮出血，平常也可多喝些芹菜汁，除了可以清热外，还能止血。

属于肝阳上亢的血压高，容易兼有口干口渴或便秘的情况，平常也适合来一杯芹菜汁。除了有清热通便的功效，还能改善这种阳亢型血压高。但是，也有属于虚性的血压高，如果不清楚自己的症状，一定要就医治疗才能有效改善病况。另外要注意的是，芹菜性味偏凉，容易腹痛或手脚冰冷，及女子经行期间或哺乳期都尽量不要生吃。

香菜. 增加乳汁助发奶

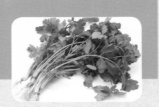

香菜古称胡荽，性味辛温，香窜。功效：内通心脾，外达四肢，辟一切不正之气，就是可以从内而外帮助身体循环。

在古书上看到"胡"这个字，一般就可以推测这味药材非中国原产。相传香菜是张骞从西域带回，但是入药使用却很早，一开始多作为帮助小儿痘疹外透之药。以前还未发明麻疹疫苗和种牛痘术时，痘疹之疾在小孩成长过程相当常见，若处理不好容易有生命危险，所以自古就有许多关于痘疹的书籍流传。其中通过香菜帮助痘疹透发便是治疗方法之一，只要疹毒不内陷，能顺利将疹子发出，就不会有生命危险。有些孩子的体质在肠胃功能部分特别虚弱，本身抵抗力不足，当染上痘疹之疾时，本身体弱无力，疹子该发未发，致使病程延长，这时就会将香菜连同少许酒，用文火煎煮，放至稍凉后，再喷至幼儿肌肤，促使体表毛细孔张开，帮助疹子透达，缩短病程，并加速身体的恢复。

香菜特别具有"发"的功效，发就是发汗、帮助体内升阳气透达外邪或发奶，所以我常用以帮助哺乳的产妇发奶之用。做法很简单，在烹煮的花生猪蹄汤将完成之时，放入切细的香菜，再盖锅稍微焖一下，趁热食用，就可以加强发奶的功效。

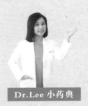

Dr.Lee 小药典

香菜具有发性，如果是身体患有皮肤痒疾的朋友，就得少吃些香菜了，免得湿疹或异位性皮肤炎"发"得更严重。

冬瓜〔子〕

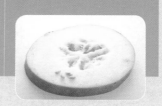

清热行水兼美白

冬瓜性味甘凉，清热行水，治水肿、胀满、腹泻。

冬瓜可说一身都是药，除了冬瓜肉本身具以上疗效，冬瓜皮和瓜瓢都能治尿道炎；冬瓜子则可以润肺化痰，还能治疗所谓的"肠痈"，即盲肠炎或肠道发炎。有一知名的古方"大黄牡丹皮汤"，其中便用到了冬瓜子。

四季的食物真的很有趣，夏天暑热昏人，这时多喝些冬瓜汤或冬瓜茶，暑热之气自退，人也比较不易口渴或烦躁。不过容易腹泻的朋友要酌量食用，也可以在烹煮冬瓜时，多放些生姜，通过生姜的温性来中和冬瓜的凉性。

冬瓜酿本身甘平清热，能治水肿、消暑气，煮其水用来洗脸和洗身体，能帮助消去脸上黑斑，令皮肤白皙。夏季可多煮冬瓜汤来喝，除了消暑解渴外，还能美肤润白。

美白瓜子茶

材　料：冬瓜子 10-15g、冬瓜切片 1 碗、蜂蜜少许、水 800ml
做　法：
1. 将适量冬瓜洗净表面（不去皮），切片置旁备用。
2. 冬瓜子放入药袋中。（图 1）
3. 将水煮开后，放入冬瓜和瓜子，小火慢滚 10-15 分钟。
4. 滤去冬瓜和瓜子。（图 2）
5. 饮用时可加些蜂蜜。

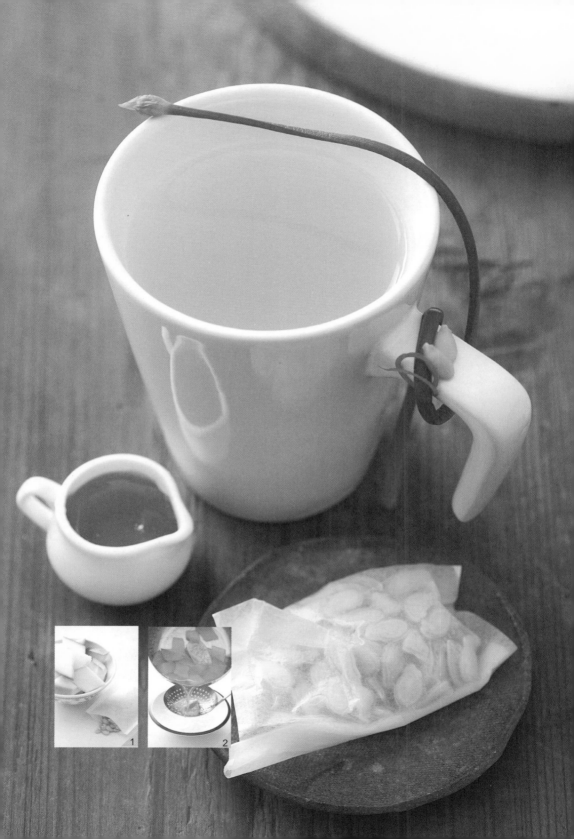

丝瓜. 通乳消肿清热痰

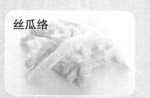
丝瓜络

丝瓜在古代有一个很美的名字叫做天萝。它性味甘凉，能清热解毒、化痰行乳、通络消肿。嫩者要趁新鲜吃，而老的丝瓜除了可以做清洁抹布用，还可以入药。丝瓜叶除了嫩的可以吃外，生绞汁，其性能消暑解毒，外治疗肿。

丝瓜本身同样能凉血解毒、治疗痘疮和通乳，尤其是老丝瓜的效果更佳。老丝瓜其实就是丝瓜络。大家都忽视丝瓜络的功效，只拿来当清洁抹布使用，真是可惜了丝瓜络。

丝瓜络主要可以通经络，它其实就是丝瓜身体内的"经络"，负责运送丝瓜的养分水分，中医取其象而用其效，来通达人体的经络。尤其是治疗上焦的阻滞不通，如乳腺炎或是身体疼痛。身体若出现斑斑点点其实是运行代谢出了问题，可借由丝瓜络通行之功，来改善已经淤塞的循行。

我自己就很爱用丝瓜络来帮助乳腺炎的患者，疏通阻塞和消肿的效果都很好。古书上还记载老丝瓜能治出血。若妇人产后出血不止，在古代会用烧成灰的老丝瓜连同其他止血药，让患者服用。特别的是，书中还写"服后立止或即止"，就是说这药一吃下去，出血就马上停止，真的是太神奇了。

但现在若产后出血，百分之百都是马上手术处理，所以究竟临床的疗效如何，可以再好好研究，说不定能造福许多人，免去因产后大出血而割除子宫的痛。

丝瓜水则是大家熟知的，可起到润泽肌肤的作用。其实丝瓜水古名天萝水，主要具有清热化热痰功效，古时多用于治疗肺结核疾病。

淡斑丝瓜茶

材　料：老丝瓜半条（削去皮）、甘草 7 片、水 800ml

做　法：

1. 将老丝瓜切片，连同甘草放入水中。
2. 大火煮滚后，文火慢滚 10–15 分钟。
3. 滤去丝瓜和甘草，当成茶饮慢慢饮用便可。

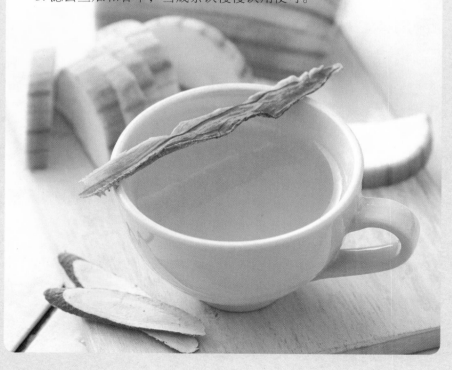

苦瓜.清热退火子更胜

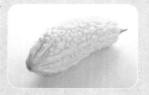

　　苦瓜古名癞葡萄，得名于其表面的突起形状就像是一颗颗长得丑丑的葡萄连接起来的样子。因其性味苦寒，能清暑涤热，故又有人称其为凉瓜。

　　苦瓜子因为太苦了，往往被人丢弃，其实它就像黄连心一样，清热退火效果更强。下次煮苦瓜时，不妨把子留下晒干，上火便秘时和水同煮替代茶饮，就能清肝退火呢。苦瓜还能治疗因为熬夜而造成的眼睛红。

　　中药中带有苦味的药，其性味多属寒性，清热的效果特别强。也因为其性味苦寒，体质偏冷的朋友别吃太多，以免让自己的体质凉上加寒，那就不妙了。

小黄瓜.清暑开胃助食欲

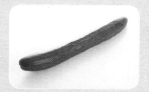

　　小黄瓜性味甘寒，清热利水。基本上有瓜名的其性味皆属寒凉类，如西瓜、丝瓜、冬瓜或黄瓜。但地瓜和南瓜则不列入其中。所以肠胃较敏感或容易肚子痛的就要适量食用。

　　食用黄瓜需要特别要注意，传染病后、皮肤病症发作时或产后，都要忌吃黄瓜。有白带困扰的妇女朋友，也要注意少吃寒凉的瓜类，因寒凉性味的水果很容易造成白带分泌更多。这时候可以煮些山药或薏仁来吃，便能去湿帮助白带减少。

　　小黄瓜性味较寒，相对清暑、清热的效果特别好，在夏季炎热时来碗凉拌小黄瓜，最能清暑开胃。针对夏季因闷热而食欲变差的小朋友，就可以在餐点中做些甜甜酸酸的百香果拌小黄瓜。

　　做法很简单，将小黄瓜切小片后，再切细丝，洒上盐巴，用手用力抓一抓；待小黄瓜出水后沥干水分，加入干净冷开水稍微浸泡后，倒去开水；接着放入冰箱冷藏，要吃时再现剥一颗百香果，将百香果汁倒入小黄瓜中，拌匀即可食用。

茄子. 消肿散瘀助排便

茄子性味甘凉，能活血、止痛、消肿，助排便。

茄子富含"生物类黄酮"中的一种，能协助维生素 C 吸收，还能增加血管的弹性，防止微血管破裂出血，预防牙龈出血，也能使心血管保持正常的功能。此外，茄子还能改善痔疮出血的现象，加上茄子有助于通便，如果老人家排便无力，平时在三餐中多吃一些茄子做的菜，就能改善排便的状况。

要注意，容易皮肤过敏的人应该少吃茄子，还有竹笋、芋头、干香菇等发物类的食材。如果已有皮肤痒疾，更要注意少吃，否则容易复发或加重皮肤疾病。

家常茄子

材　料：茄子 2 条、绞肉 50g、蒜 4 颗、姜 5 片、葱 2 支、米酒 2 大匙、豆瓣酱 2 大匙（可辣可不辣）、油 1 大匙、酱油 1 小匙、糖少许、香油少许

做　法：

1. 茄子对半切后，再切成长条状（约 6×3cm）。
2. 姜、蒜切末备用。
3. 先热锅后放 1 大匙油，小火热烫，放入茄条快炒，取出置旁。
4. 将蒜末炒香，放入绞肉，转中火炒至微黄。
5. 绞肉炒至金黄后，放入辣豆瓣酱和姜末，炒至色红且出香气。
6. 将茄条放入锅中，加入酱油、糖、米酒一起煨烧入味。
7. 起锅前加入葱末，再淋上香油即完成。

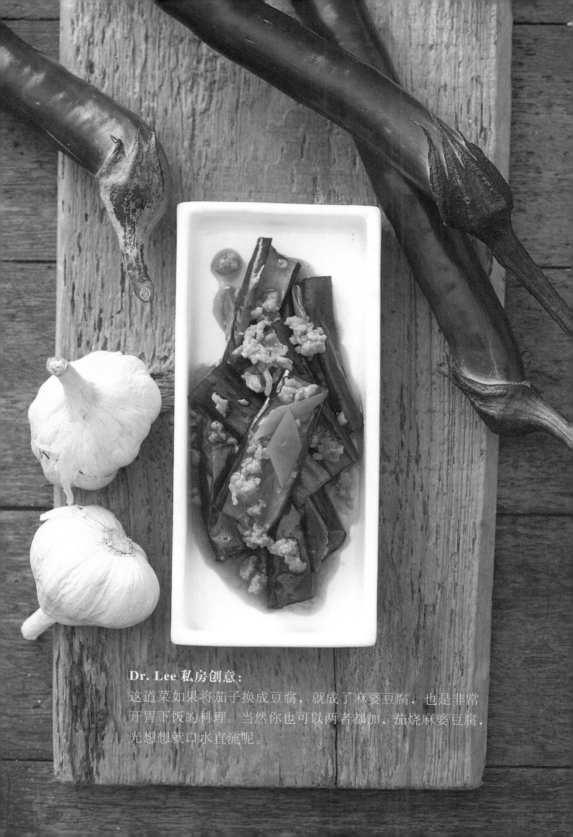

Dr. Lee 私房创意：

这道菜如果将茄子换成豆腐，就成了麻婆豆腐，也是非常
开胃下饭的料理。当然你也可以两者都加，茄烧麻婆豆腐，
光想想就口水直流呢。

黑木耳　白木耳

调经止血兼通便　　润肺美肤不可少

黑木耳
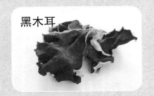

白木耳
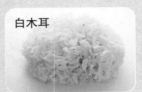

黑木耳性味甘平，黑、白木耳均富含水溶性纤维素，能润肠通便，所以古代常用以治疗痔疾。

黑木耳可治疗血病。例如女子月经不调、淋漓不断，也就是常常月经期拖很久，滴滴答答，或是在两次月经中出血，这时食用黑木耳就能去瘀止血，功效如同阿胶。所以，想要养血兼活血化瘀，黑木耳是很平民却实用的食材。

黑木耳比白木耳多了化瘀之功，若有血管瘀阻的问题，平时可多吃些黑木耳作为日常保养，避免病况加重。

黑木耳能治疗妇科疾病，白木耳则能治疗肺部疾病。例如咳吐浓痰、肺部热性疾病，可利用白木耳入肺、清痰、退热的功效。

白木耳有润肺之功，而肺主皮毛，所以有皮肤疾病者，我建议多喝些木耳汤，有滋润之效。久服可以改善皮肤肤质，特别对容易肤干、肤痒者有较好的效果。

我接过不少患有皮肤疾病的病人，在用中药治疗的过程中，他们常会问我，该如何通过食疗帮助皮肤疾患早些康复？答案是选择白木耳吧。白木耳是很好的皮肤滋润剂，除了有助于修护已受伤的组织，还能滋润干燥且敏感的肌肤，由内而外地帮助皮肤保湿与修护。

南瓜. 安胎补中兼驱虫

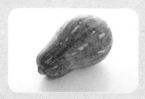

南瓜约在元朝才传入中国，所以在记载治疗功效时，多言其性味甘温，能耐饥补中。但吃多了容易"壅气"，就是不好消化，容易肚子胀满不舒。

除了南瓜本身可食用外，南瓜的雄花部分也是可以采摘下来入菜的（还没开花前蜜蜂未能授粉，故要等盛开，蜜蜂已授粉完成后便可采摘食用；雌蕊需结果，故只取雄花部分入菜），稍裹些面泥，油炸后酥脆可口。叶子同样可以洗净撕去外层，快炒也清脆好吃。

大家都听过瓜熟蒂落，但是南瓜熟了蒂却不落。古人就通过对自然的观察，去推测南瓜蒂可能有的功效：如此难落之蒂对于安胎应有其疗效。果然临床上有医家用南瓜蒂入药煎汤，来治疗习惯性流产，效果当然是不错。针对这样的体质，下次煮南瓜汤时不妨连同南瓜蒂一同熬煮。南瓜子在以前常用作驱蛔虫的药物，现在则可用于治疗前列腺肥大。

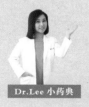

Dr.Lee 小药典

中药本草中除了植物的根茎叶入药，用到种子的也非常多，而且大多数的种子具有补性，除了具有生发的功能，通常也具有补肾的功效。前列腺肥大是一种肾气退化的表征，多用些补肾以缓和退化的种子类药材，在临床上能改善频尿或解尿不净的尴尬情况。

玉米〔须〕. 利尿消肿兼通淋

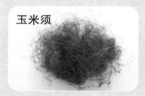
玉米须

　　三年前我到韩国考察时，发现这个国家很喜欢将具有药性的食物加入日常的饮食中，例如玉米须茶和锅巴饭汤。大家都知道玉米须茶利尿消肿，对于小便不利或由于轻微的泌尿道感染造成的小便不舒，都可以用玉米须煮水喝来缓解。中药本草治疗中，玉米须还能治疗尿路结石。

　　除了玉米须可入药，玉米根或玉米叶也都能入药。玉米本身富含维生素A前身（胡萝卜素），若缺乏容易造成干眼症，而且维生素A能协助维持体内上皮细胞的健康。像是眼睛的结膜和角膜、口腔的黏膜上皮、呼吸器官的黏膜上皮、消化器官的上皮组织，或泌尿道、输卵管、输精管等都需要维生素A，才不会角质脆化受伤。

　　黄色玉米的胡萝卜素含量高于白色玉米，玉米本身还含有特殊的玉米黄素（Zeaxanthin），对小孩和老年人眼睛的健康有相当重要的保护功能。玉米黄素具有很好的抗氧化能力，可以吸收进入眼睛的有害光线，从而保护视网膜的感光区域（黄斑部），有效预防老年性黄斑病变和白内障的发生。

　　所以家中有长辈和小孩的读者，平常饮食中别忘了要多将黄玉米入菜，比如排骨玉米汤、玉米浓汤或玉米炒蛋，都是既美味又养生的菜呢。

银杏 . 定喘止嗽疗白带

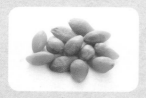

　　银杏生者性味苦平，熟则甘苦温，临床上使用其核，称为白果，主要功效是能定喘止嗽，也能治疗白带和频尿。银杏生用是有毒的，如果不小心生食中毒，会像喝醉一样昏沉眩晕，造成中枢神经中毒，这时要赶紧将银杏的壳拿来煎汤喝，便可解其毒。若是食用生银杏过量，还有可能引发生命危险。煮熟后其毒自然消失，但也不可过量服用，因为其性收涩，若多食容易胀气不舒。感冒等疾病的初期也别吃白果，以免延长身体康复的时间。

　　许多食物都属于药物，具有其特别功效，体质偏凉就少食寒凉，体质过热就减食温热之性的食物，有些食物带有发性，而另些食物则收涩效果特好。许多人对于食物禁忌很不以为然，总喜欢以身试食物，皮肤痒偏要吃芒果，感冒咳嗽还不忌冰饮，非要亲身体验之后才知所言不假。食物本身都是有个性的，所以医食相通，了解食物个性的医生，绝对不会忽视食物。我本身在治疗疾病时，一定会了解病人的饮食习惯和个人偏好，这在药物治疗上是很重要的。如果医生开了解药，可是患者自己却一直在吃"毒药"，两者相合，药性减半，怎能期望身体快速复原呢？了解自己体质，选择合适自己的食物，再配合上药物，两者相加，才能加快康复的速度。

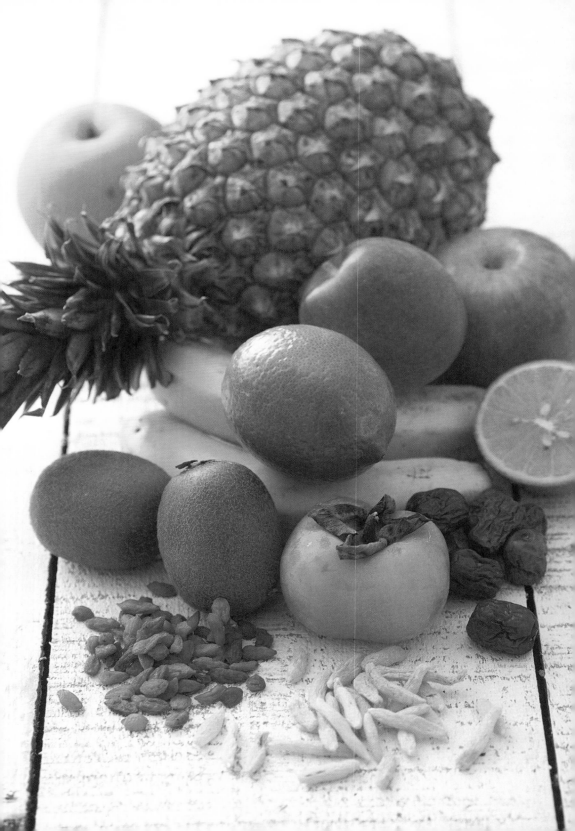

Part 3 / 果类

　　每一种食物都有自己独特的脾气，水果也不例外。就算是最具营养价值的水果，也不建议每天都摄取相同的种类，这样久了还是会因其偏性造成身体的失衡。举一个最常见的例子，不少人都认为猕猴桃的维生素 C 最高，所以每天至少吃一个猕猴桃，可是如果自己本身体质偏寒，容易手脚冰冷和酸痛，每天都吃偏凉性的水果，容易加重原本的不舒服，使身体更容易酸痛。

　　营养学中偏重植物本身的营养成分，但却忽略其性味。从中医角度来说，选择水果除了要看其营养价值外，更要看是否适合自己身体的体质；除了吃当令盛产的水果外，还要注意自己当时的身体状况，即饮食也需配合当时的人、地、物。比如，女子产后或经行时，选择葡萄、樱桃，更胜西瓜、柠檬；便秘、腹胀不舒时，柚子、香蕉会比番石榴来得更适合；轻微尿道炎时，赶紧多喝西瓜汁，最好连同西瓜白肉都一起吃，利尿兼消炎。

　　让我们一起深入了解水果的不同个性、脾气，配合身体的状况，选择最适合自己的水果。

苹果. 通便止泻双向功

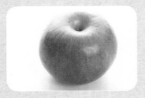

苹果性平、味甘、微酸。

苹果古名频婆，早在唐代，名医孙思邈就曾提过"频婆益心气、耐饥"。以前人们在修炼时往往不食肉谷，但会吃频婆，久而不饥。所以，古代人是为了修炼，现代人则为了瘦身，两者都是为增加饱食感（不饥）而选择了一样的食物——苹果。

苹果也是我很爱建议妈妈们调整小儿肠胃机能的水果。如果孩子容易便秘，就将苹果打汁服用。但如果小孩容易腹泻，则要吃整颗不打汁的苹果。差别在于一为加水打汁，一则为切片直接吃，疗效也有差异：整颗吃能止泻，打汁服用却能帮助排便。这是因为苹果能帮助肠胃机能做双向的调整。

如果小婴儿或幼儿肠胃容易过敏腹泻，可以在早上煮些苹果山药粥，就能调理肠胃机能，帮助止泻。

苹果切片后晒干，制成苹果干，平时如果胃口不好，就将苹果干拿来煮水喝，也能开胃健脾。所以，西方谚语说的"One apple a day, keep the doctor away"，还很有道理的。

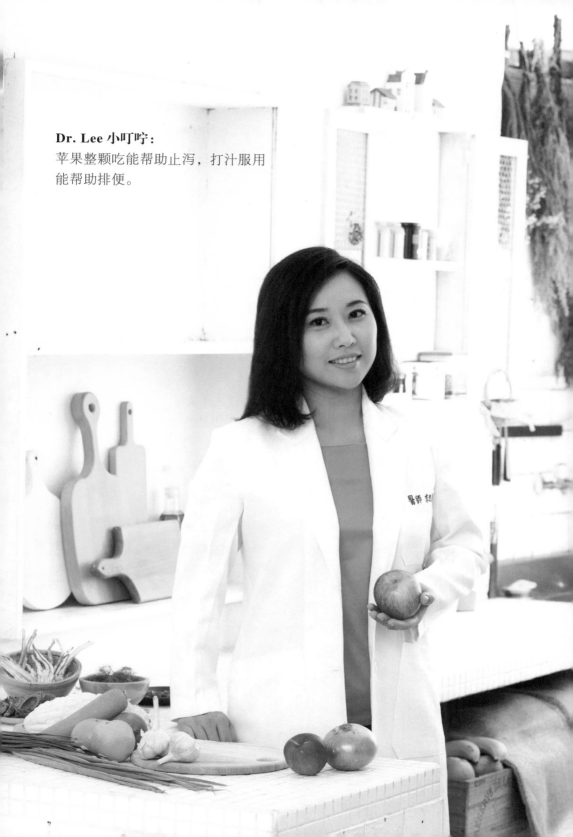

Dr. Lee 小叮咛：
苹果整颗吃能帮助止泻，打汁服用
能帮助排便。

桑葚 · 滋肝养肾利关节

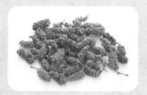

　　桑葚在古代有一个很特别的名字叫做"文武实"，主治关节不利（膝盖关节屈伸不易或容易酸软无力），或肾虚型的肝阳上亢（虚性高血压或头晕症状造成的高血压）。肾水能涵肝木，当肾水本身不足时，肝木得不到足够的滋养，容易会出现过于燥亢的现象，例如眼睛干涩不舒服、头晕头痛、口干舌燥、易怒烦躁，甚至血压飙高等。桑葚能通过滋补肝肾之阴，改善这些虚火上炎的现象。特别是对于老人家容易腰脚酸痛、头重脚轻、眼睛干涩不舒服或便秘不畅的问题，可多吃些桑葚来滋养。

　　桑葚在古代本草记载"单食止消渴"。消渴症类似现在的糖尿病，其症状为"三多"——吃多、喝多、尿多，通过桑葚滋肾养阴作用，可缓解这些的症状。

　　桑叶还有一个不错的功效就是明目，它常和黑芝麻搭配使用。以前的人给这两味药取个很美的名字，叫做"扶桑丸"，其能乌发明目。

　　桑枝对人体的关节骨骼同样有祛风之效，单用能治风气、脚气、口渴。所以桑树真的一身都是宝。

水梨·外敷消烫伤，内服治咳嗽

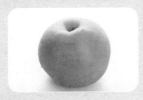

　　水梨性味甘、微酸、寒，有润肺、消痰、降火、止渴、解酒的功效。主治热嗽痰喘、伤寒发热、咳嗽喑哑。

　　水梨能润肺清胃、涤热化火、消痈散结、止渴，能解丹石、烟煤、膏粱、曲诸毒，主要是它能清热润肺，对于热性疾患或肺热损伤有帮助。比如，粉尘病或长期抽烟导致的肺部损伤，以及食物腐败后的热毒，通过水梨清热滋阴润肺，能缓解对肺部的伤害。生饮喝汁，又名天生甘露饮，就是强调其滋阴之功。水梨切片还能治疗烫伤红肿，并能止痛。

　　但要注意，肠胃虚弱、容易因寒而腹泻的人，及哺乳、产后和病后的妇女都要蒸熟食之。因水梨较寒凉容易加重腹泻的状况，哺乳中的妇女食用过多水梨，容易造成婴儿拉肚子，而女性经行期间服用则容易引起经痛。

　　我曾在育儿书中写道，若热咳可用炖服水梨的方式改善。但要记住是热咳，也就是咳嗽伴随咽喉痛、痰少或痰黄。若是咳嗽伴随鼻水多，或鼻水清稀而痰多者，就不适合服用炖水梨，当然生吃就更不合适了。

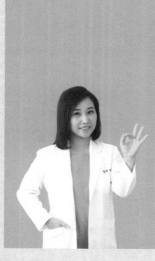

Dr.Lee 小叮咛

　　水梨的性味是寒性的，不适合感冒一开始便服用，尤其是体质虚寒的人，或感冒后出现怕冷的症状的人。

　　但若已经咳嗽一段时间，是痰很少或几乎无痰的干咳嗽，就适合冰糖煲水梨服用。因这道膳食有润喉滋阴的功效，对于已经伤阴的热咳有治疗的效果，也能缓解口干的不适。

　　所以干咳嗽的患者，或咳嗽到喑哑的朋友，都能用这道膳食缓解喉咙的不舒服。还可加上 2g 川贝末，更能加强功效，改善干咳、痰少难出的状况。建议可以每天食用一次。

川贝

冰糖煲水梨 | 干咳无痰食疗方 |

材　料： 水梨 1 颗、冰糖 5g 或麦芽糖 10g

做　法：

1. 水梨洗净，挖去蒂头（不去皮），放入碗中。（图 1）
2. 碗内加入冰糖或麦芽糖。（图 2）
3. 将碗放入电饭锅，外锅倒入 1 杯水的量。
4. 炖煮约 20 分钟即可。

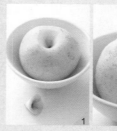
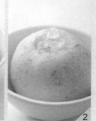

1

2

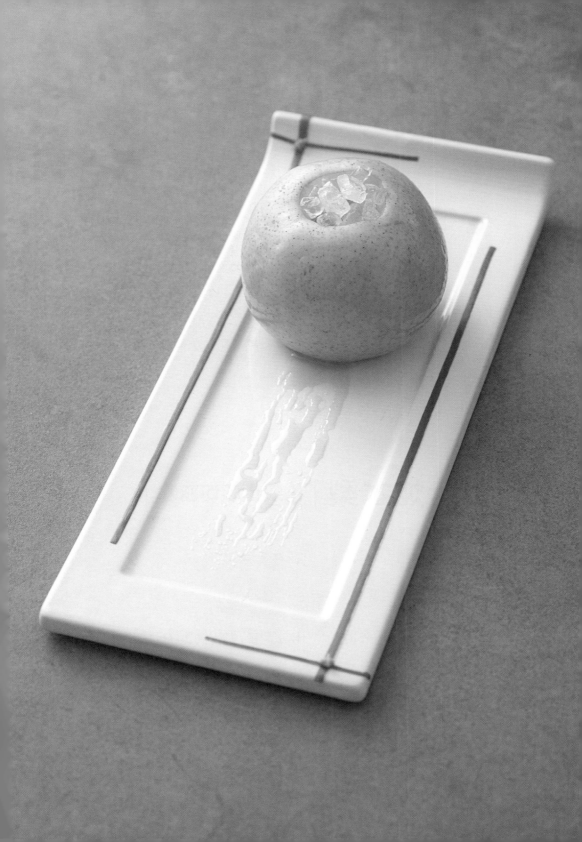

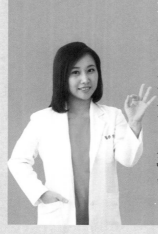

Dr.Lee 小叮咛

生姜汁有化痰的效果，加上生姜为温性，能中和梨的寒性。

这道食疗方适合感冒一开始便咳嗽者，主要是利用生姜驱寒发表的功效。但是如果一开始咳嗽便咽喉痛的朋友就不合适，因生姜汁对已经发炎的咽喉过于刺激，反而会加重咽喉痛的状况。

许多小朋友感冒咳嗽时，容易伴随呕吐，加入姜汁便能缓解呕吐的症状。此方适合咳嗽有痰或单纯只有咳嗽，而没有怕热或怕冷的情况的人。建议可以每天食用一次。

姜汁炖水梨 | 化痰止咳可驱寒 |

材　料：梨1颗（不去皮）、生姜汁3-5g

做　法：

1. 水梨洗净，挖去蒂头（不去皮），放入碗中。
2. 碗内加入生姜汁。
3. 将碗放入电饭锅，外锅倒入一杯水的量，炖煮约20分钟即可。

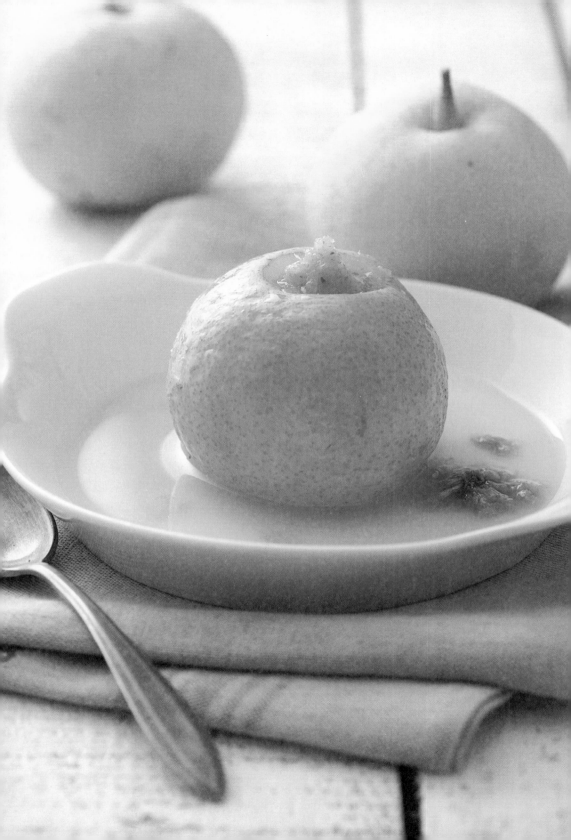

枇杷〔叶〕

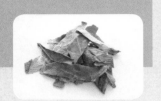

清肺和胃除痰嗽

枇杷性平，味甘酸。有清肺、和胃、除痰嗽的功效。

大家都听过枇杷膏，也知道其对于治疗咳嗽好像有所帮助，但究竟是枇杷的果实有帮助，还是枇杷叶有功效？而且对哪一种的咳嗽有所帮助？且听我娓娓道来。

枇杷药用部分为叶子，性凉味苦，含挥发油以及皂，能镇定止咳，较适合支气管炎或痰黄的热性咳嗽。如果是寒性的咳嗽就不合适。所以临床上可别以为咳嗽就可以喝枇杷膏，随便乱用不仅治不好咳嗽，还可能越治越咳呢。

枇杷叶还有一个特殊功效就是可以止呃逆。所谓呃逆就是不自主地一直打嗝，感觉体内有气上冲。因为枇杷叶有降气之功，且能镇定缓解痉挛，所以，下次打嗝不止时，把枇杷叶煮些水来喝，比憋气更有帮助呢！

姜汁枇杷水 ｜治容易打嗝或气逆呕酸水 ｜

材　料： 干枇杷叶 9-10g、生姜汁 10g、水 700ml、药袋 1 个

做　法：

1. 将枇杷叶洗净放入药袋中。
2. 加入生姜汁、水，用小火煮 15 分钟。
3. 将药袋取出，趁微温时慢慢喝完。

蜂蜜枇杷水 | 治热咳 |

材 料： 干枇杷叶 9~10g、蜂蜜 10g、水 700ml、药袋 1 个

做 法：

1. 将枇杷叶洗净放入药袋中（以免喝到枇杷叶上的细毛）。（图1）
2. 药袋放入水中，用小火煮 15 分钟。
3. 将药袋取出，枇杷水放至微温后，再加入蜂蜜拌匀，趁微温时慢慢喝完。

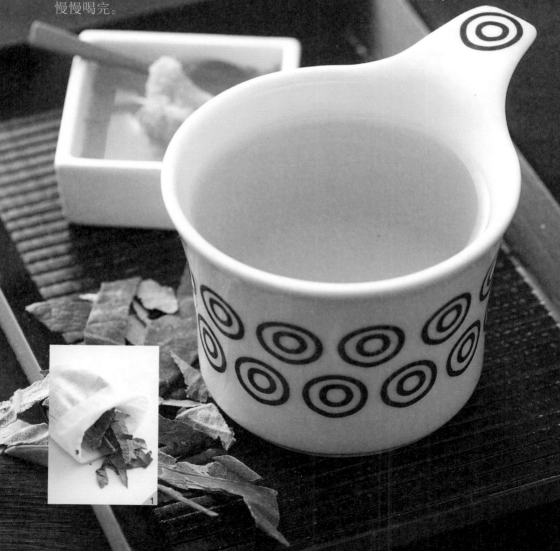

桃仁. 行血消肿兼通便

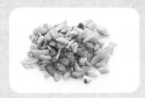

　　桃子性味甘酸温，平常入药的以桃仁居多，而非桃子的果肉。桃子一般不可多食，尤其是有皮肤旧疾的人，多食生热会发痈疮瘤疾，就是原本有皮肤老毛病的朋友，吃太多桃子会容易诱发老毛病再犯，所以再好吃的食物还是适量为好。

　　桃仁为桃子的核仁，具有活血通经的功效。在临床上非常好用，不论是闭经、痛经、跌打损伤，还是血栓塞，都可以用桃仁和其他的药物搭配使用。

　　桃仁性平味苦微甘。主治瘀血、血闭、症痂。历代医家均善于使用桃仁这味药，不管是体表的扭挫伤所造成的瘀肿，或是体内脏腑的肿瘤、肌瘤，都可用桃仁来行血、化瘀、消肿。甚至在某些精神疾病如躁郁症中，也可以用桃仁治疗其病症。

　　《伤寒论》就有用桃核承气汤治疗伤寒外证不解、热结膀胱、小腹胀满、大便黑、小便利、躁渴谵语、蓄血、发热如狂之症的方子。

　　但要注意的是，孕妇忌服桃仁。桃仁还有通便的功效，容易使人腹泻，所以有这方面困扰的人也需慎用。

　　另外，桃仁和杏仁一样，都含有苦杏仁的成分，对支气管炎能起到镇静止咳的作用，临床上常用于治疗气喘或咳嗽疾病。但桃仁有小毒，不可过量，一定要经医生配方后使用。

桃花. 通滞化瘀疗癫狂

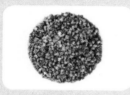

　　桃花本身性味苦平，能消积、利水、通便。在古代若是和神智精神有关的疾病，通常会加入桃花这一味药。

　　我记得小时候有段时间很流行僵尸片，茅山道士手上总拿着一把桃木剑。桃木的驱邪效果是否特别好，我没有研究，但我知道为何桃花能治疗所谓的"失心疯"，主要是桃花能通滞化瘀。像这类属于心智情绪障碍的疾病，往往身体的气血循行处在瘀阻的状态，通过活血化瘀通滞，便能疗愈所谓的狂症，类似今日的"躁郁症"。

　　桃花还有一个很美丽的功效，或说是让女子美丽的功效。在《肘后备急方》中有一道药方，说是服用后能让人肌肤润泽雪白，还能美得白里透红，其中就加入了桃花。桃子酸甜好吃，桃花赏心悦目，还能使肌肤雪白润泽呢。

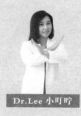

Dr.Lee 小叮咛

　　桃子不可多食，易生痈节。有痤疮、毛囊炎、疔疮或其他皮肤疾病的人不宜常食、多食。且要注意，桃仁有小毒，不可过量，一定要经医师配方后使用。

杏仁·润肺护肤助除斑

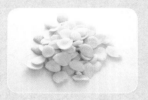

　　一般市面上的杏仁分两种，一种为食用，另一为药用，两种各有其特长，偏废不可。南杏，即一般零嘴中常吃的甜杏仁，含丰富钙、铜、铁、钾、锌，并含单元不饱和脂肪酸、蛋白质、矿物质与维生素，能清除自由基，帮助肌肤抗氧化，并抑制黄褐斑的形成。北杏，即苦杏仁，内含"苦杏仁苷"，能对癌细胞产生破坏作用。《本草备要》中亦记载杏仁有润肺解肌、通大肠气秘，以及美肤的疗效。古代宫廷美颜方中，杏仁往往是不可或缺的。

　　苦杏仁一次服用不可过多，若生食过量，容易发生中毒。这几年宫廷剧大兴，其中有一个片段，就是后宫中的妃子用生吞苦杏仁的方法来自杀。

　　为何杏仁会让人中毒呢？杏仁的毒性来自其成分中的苦杏仁，它在体内经酶的作用可以生成氢氰酸。而苦杏仁在北杏的含量远大于南杏，过量食用杏仁会引起氢氰酸中毒，表现为唇舌麻感、眩晕、烦躁、心悸、头痛、恶心、呕吐，严重的会抑制中枢神经导致昏迷、呼吸急促或缓慢而不规则。不小心生食而轻微不舒者，可用大量杏树皮或杏树根煎剂服用，或用大量绿豆煮水服用，都能中和其毒性，但如果严重不舒必须赶紧送医急救。

香蕉.排便虽佳酸痛忌

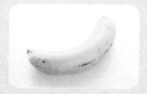

　　香蕉能润肠帮助排便，是许多爸爸妈妈帮助小孩排便的水果利器。但是要提醒一下爸爸妈妈们，如果小朋友容易胀气，就要减少摄取甜味重的水果，例如香蕉就容易增加小孩胀气的不舒服。

　　筋骨容易酸痛的老人家也要少吃香蕉。如果老人家的腰膝容易酸痛无力，平日倒是可以多吃些核桃。核桃性温补入肾经，尤其对于老人家腰脚无力或酸痛特别有帮助。

　　香蕉本身属寒性水果，加上高钾，因此不建议有肾脏疾病的朋友食用。若是想减少香蕉的寒性，可以考虑做成香蕉派或香蕉面包，烤过之后除了性味改变外，更能增加香蕉的香甜之味呢。

猕猴桃. 止渴清热兼利尿

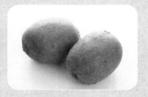

猕猴桃性寒，味甘酸，入脾、胃，早在中国古代就有栽种。

唐代诗人岑参有首诗曾提过猕猴桃："渭上秋雨过，北风何骚骚。天晴诸山出，太白峰最高。主人东溪老，两耳生长毫。远近知百岁，子孙皆二毛。中庭井阑上，一架猕猴桃。石泉饭香粳，酒瓮开新槽。爱兹田中趣，始悟世上劳。我行有胜事，书此寄尔曹。"

可见猕猴桃在中国很早的时候就开始栽种了。《本草纲目》中也有提及猕猴桃的命名由来，因"其形如梨，其色如桃，而猕猴喜食，故有诸名"。

猕猴桃主要的功效为止渴、解烦热、压丹石（古人爱炼丹，但吃多了矿石药，容易体内生热，就由猕猴桃性寒来解热）、下淋石热壅（即尿道炎或膀胱炎，同样取其性寒能清热利尿之处）、调中下气（改善肠胃功能）。

猕猴桃营养成分很高，又富含膳食纤维和果胶，能帮助排便。但猕猴桃含钾量较高，有肾脏疾病或肌肉酸痛的朋友可别一次吃太多。猕猴桃本身性寒，容易胃痛虚寒者少食，正在腹泻者不宜食用；而正在行经或容易经痛的女性朋友也别吃太多，以免导致经行疼痛。

菠萝. 通便消胀助消化

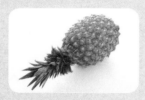

　　菠萝是能帮助消化的水果，但也容易加重皮肤疾病，所以有皮肤疾病，如湿疹或荨麻疹的病患不可多食。在湿疹方面有困扰的朋友，平日也要忌食冰饮，因为体内湿气加重，湿疹更容易扩散。

　　荨麻疹是过敏反应所致，建议读者在平日可做饮食纪录，如果在某一天发作，就可以回头看看当天和前天吃了哪些东西，方便了解自己究竟对何种食物会过敏，这比做过敏源检测还有帮助。但若是真的很痒，或是起疹的范围较大，当然还是要配合中药调理身体，效果才会更好。

　　针对便秘或改善胀气，菠萝倒是能提供不少的帮助。一般人在吃菠萝时，会觉得涩涩的或有咬舌头的感觉，那是菠萝里的蛋白分解酵素在作祟。这种强力的蛋白分解酵素，能帮助肉类消化，对促进消化吸收非常有帮助，因此在大鱼大肉后，可以来点菠萝帮助消化。但容易胃痛或有胃溃疡病史的患者不适合吃菠萝，有肾脏疾病及凝血功能差者也不能吃太多菠萝。空腹吃菠萝也不好，容易伤胃，令胃部不舒服。

西红柿 加热熟食抗氧化

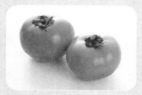

西红柿性寒，味甘酸。原产地在中南美洲，一直到明代时才由葡萄牙传入中国，所以在本草学中的记载很少。关于西红柿的功效，提及最多的就是清热生津、健胃消食之功。因其能生津止渴，故能治疗口渴；能健胃消食，故能改善食欲不振。

炎热的夏季常让人胃口不开，这时候适合来道凉拌西红柿或是西红柿蛋花汤，酸酸甜甜的滋味最能开胃了。我小时候在夏天最常吃的，就是西红柿炒蛋和西红柿蛋花汤，这可都是有助小孩开胃的好料理。在西班牙或意大利乡下的家庭中，一定都会自酿西红柿酱汁，就是西红柿加盐经过加热熬煮成酱，这种酱汁更是烹煮面条或比萨不可或缺的基本调味酱汁。

西红柿究竟是生吃好还是熟食健康呢？其实，因为不同的烹调方式能提供不同的营养成分，最好是生的也吃，熟的也吃，才不会顾此失彼。

现代的研究发现，西红柿生吃能补充维生素C，熟食能补充天然的抗氧化剂。加热会造成西红柿中的维生素C含量减少，但奇妙的是，加热后，西红柿中的茄红素和其他抗氧化剂有效成分含量却显著提升，茄红素有助于预防心血管老化。

其实在中医的治疗理论中，有所谓的"以形入形"，就是植物的外在特征决定了植物部分的治疗功效。西红柿和莲藕都有中空的囊壁，所以都具有疏通的功效。但不同的是西红柿要做熟后其中的茄红素才更易被人体吸收。莲藕则要生吃，活血化瘀的疏通功效才较佳。同一种食物，生食或熟食，功效都会有差异。

从烹调的方式中我倒是悟出一个道理：有时不要只从单方面思考一件事，就像是一句谚语说的"塞翁失马，焉知非福"。

科学研究的结论大多时候都是暂时的，只是现阶段的研究成果。随着时间和研究方法或器材的改变，还会得到不同的研究结论。所以有时也别太过执着于科学研究所得出的结论，因为把时间拉长来看，往往会得到很不一样的看法。平衡且均衡地摄取不同的营养成分，平衡且均衡地过每一天，这样的生活态度才是最健康的。

西瓜 . 利尿消炎退暑气

　　西瓜甘寒，别名天生白虎汤就是强调其甘寒之性。西瓜退热效果极佳，所以夏天食用能清暑、退热、止渴，但多食则容易腹泻，肠胃敏感者则易胀气不舒；这时可以嚼西瓜子十几粒，就能缓解吃太多西瓜造成的胀气。

　　西瓜翠衣就是西瓜皮连接白肉之处，具有清热消炎的效果。轻微尿道炎、膀胱炎或小便胀痛不舒时，不一定得马上吃消炎药，将西瓜皮切块，加入白茅根一同煮水喝下，就有消炎利尿的功效。

　　吃剩的半个西瓜盅，可将瓜肉挖去，放入切细的木耳丝、豆腐、姜末、细葱、虾子和猪肉末，将材料混合均匀，淋上些许香油和少许盐，连同西瓜隔水炖熟。在炎热夏天食用，除了美味鲜甜外，小孩看到造型这么可爱的料理，开心之余，应该能多吃好几碗饭呢。

西瓜茅根茶

功　效：可消炎利尿，能改善轻微的尿道炎或膀胱炎。

材　料：西瓜皮连同白肉 1 碗、茅根 10g、水 1000ml

做　法：

1. 将吃完的西瓜皮洗净表面（不去皮），切片置旁备用。

2. 茅根洗净放入药袋中。

3. 将水煮开后，放入西瓜皮和茅根，小火慢滚 15 分钟。

4. 滤去西瓜皮渣和茅根，稍微放凉后饮用。

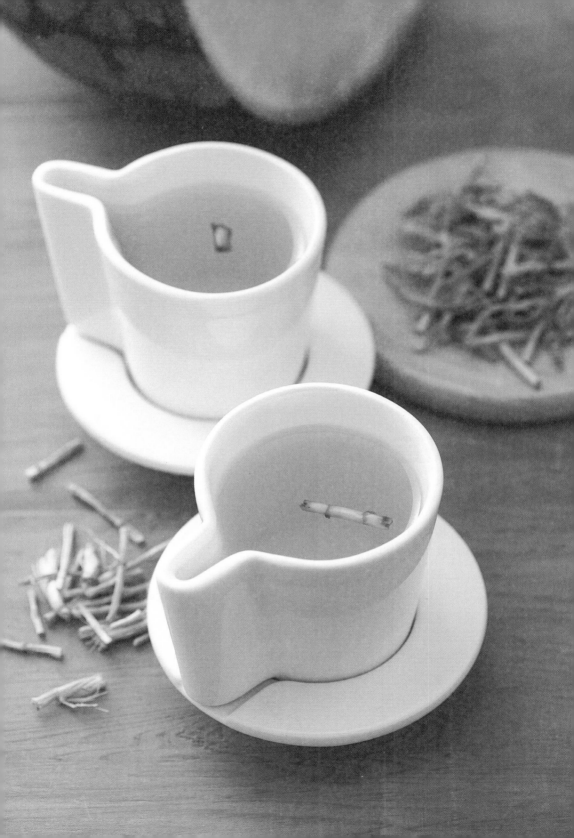

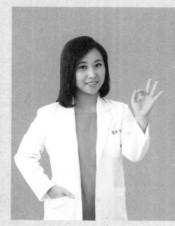

Dr.Lee 烹调小诀窍

　　测试料理是否全熟，可将筷子插入食材中，若能轻易穿透食材，并看到肉转白色就表示熟了。

西瓜盅料理

材　料：半颗西瓜盅（黄色或红色小西瓜皆可）、绞肉400g、草虾10只、姜3大片、葱1支、鲜黑木耳2大片切碎、豆腐1小块、香油1大匙、盐1小匙、米酒少许、胡椒少许

做　法：

1. 草虾去沙肠切块，姜切末，葱切细。

2. 将所有食材混合均匀，放入西瓜盅内。（图1）

3. 将西瓜盅置于盘上，外锅放约2大碗水，大火煮开后转中火，隔水炖煮20—30分钟。注意水不可烧干。也可用蒸笼或电饭锅蒸煮。（图2）

4. 全熟（肉转为白色）后即可取出食用。

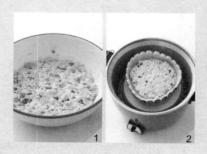

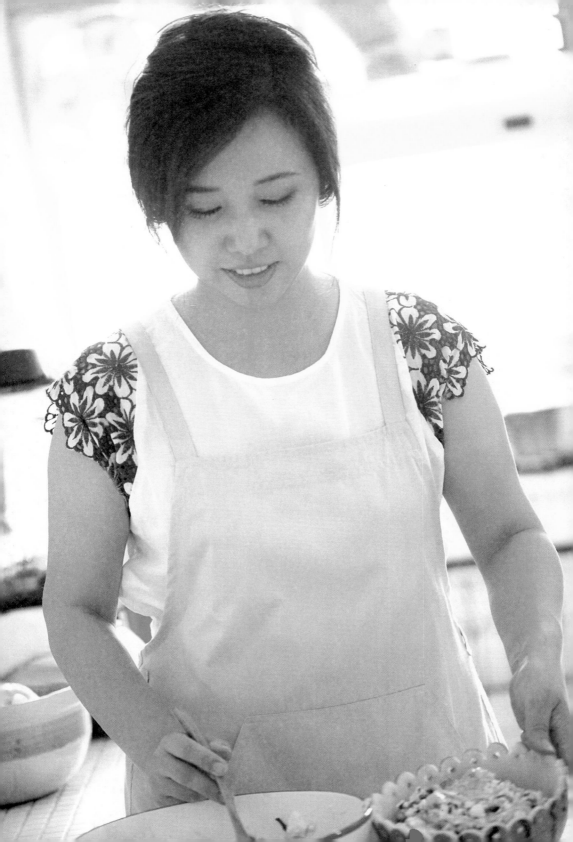

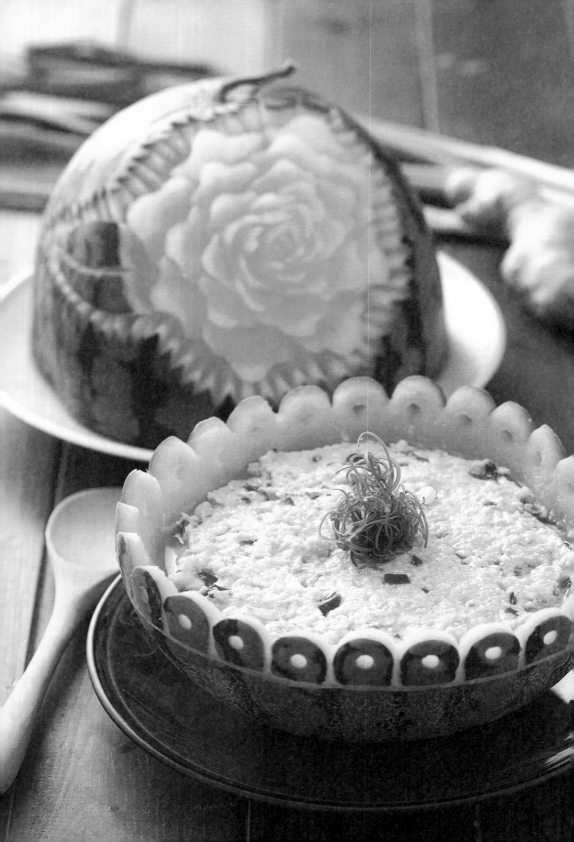

橘子

〔陈皮〕• 化痰止咳疗疝痛

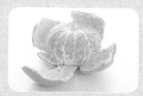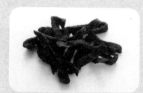

　　橘子一身都是宝。先来谈谈橘子的青少年时期。那时橘子还未变黄，叫做青橘，中医使用部位为其皮，称作青皮。青皮的功效是疏肝气、解胸闷、化痰，对减轻胁肋疼痛或疝气疼痛也很有效。

　　橘子成熟后转黄，其皮晒干后就叫做陈皮。陈皮可化痰、顺气、健脾胃，也因为其味道酸甜好吃，常被加在饮品中。制作酸梅汤或泡茶时加入一小片，都可以增添饮品的滋味。

　　橘皮剥去白色部分，则称为橘红，同样可以化痰止嗽，改善咳嗽气逆。橘子叶也具有药性，可用来治疗乳腺炎。橘子里面一条条的白丝，称为橘络，对于改善支气管炎造成的咳嗽特别好用，在古代还被称为"嗽血虚劳要药"。橘子核微炒后，和治疗疝气疼痛的药一起使用，可减轻疝气的疼痛。所以下次吃橘子时，可别只吃肉，将皮洗净晒干，就成了陈皮；橘络随着一起吃下可以化痰止嗽；橘核也别吐掉，收集起来洗净后，微炒干燥放冷冻室，就能治疗疝气痛，也可搭配青皮治疗胁肋痛，搭配杜仲治疗腰痛。这就是自古以来中医的治疗智慧，简单方便又贴近日常生活。

柳橙・健胃止呕消胀气

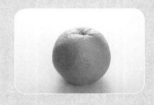

柳橙性味甘平，其药用部位为皮，称为橙皮。橙皮性味辛甘，主要功效类似陈皮，可以化痰、消食、醒胃、止呕。

新鲜的橙皮洗净后还能制成果酱，同样能健胃消食。饭后把果酱兑点温水变成橙皮汁，可以帮助消化。

橙皮和柠檬皮一样，都可以增加食物的香气，尤其是搭配海鲜类食物。只要将橙皮稍微切细后，撒在煮好的海鲜上便可，既可去腥又能增味。夏天如果偶尔想吃点自制冰沙，可以在喜爱的食材中，加入一些新鲜橙皮，除了可补充天然维生素 C，味道也清新多了。

槟榔. 破气行水除瘴气

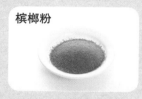

槟榔粉

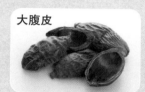

大腹皮

槟榔粉在中药水药中偶尔会用到，槟榔摊的槟榔我倒是没尝过。有研究指出槟榔加上荖花会提高口腔癌风险，所以一般人对槟榔印象不好，主要因嚼槟榔会提高罹患口腔癌概率。

槟榔本身其实是具有药性的，古时多用于消积去胀，强调其"性如铁石，能坠诸药，引至于下，且能破气、行水、杀虫"，以前曾用生槟榔杀蛔虫。还有一方是槟榔煎水洗，可除阴虱。要注意的是，过量服用会"损真气"，就是会伤害人体的意思。古书上写："自古岭南山区多瘴气，会以槟榔代茶，让人醒能使醉、醉能使醒、饥能使饱、饱能使饥，然而泄脏气（伤身），无瘴之地，忌用。"所以槟榔虽能消胀，但却不能常用，更别说常吃了。

槟榔的干燥果皮称为大腹皮，又称槟榔衣，主要功效消除胀气、利水消肿。槟榔衣和槟榔的差异在于，槟榔味辛苦温性沉重，能泄有形之积滞，比如吃饭吃得太多、肠胃不消化造成的积滞；大腹皮属辛温性轻浮，能散无形之积滞，即是看不见的积滞，特指由于看不见的气所造成的肠胃不舒。例如肚腹拍起来如鼓声，砰砰砰地胀气；故痞满膨胀、水气浮肿、脚气壅逆者宜之，但气虚或虚胀禁用，否则会越食用肚子越胀。

柿子. 润肺止嗽治久泄

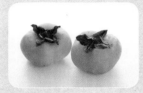

　　新鲜柿子性味甘寒，而晒干的柿饼吸收了太阳的能量，原本的寒性转为平性。这就是药物炮制的精华所在，通过特殊的方式，如炒、烤、晒、洗等，进而改变原本的药物之性，扩大使用范围。

　　自古多说柿子不能与螃蟹同食，我一直很好奇为何古人说不能同时吃这两种食物。左思右想，思考其性味，原来螃蟹是寒性，柿子同样是寒性，两种同为寒性的食物若同时服用，肠胃肯定一下子不能承受，容易吃完后就直接去厕所报到了。所以吃螃蟹时最常搭配的是姜丝和红醋，就是要借姜汁的温性调和螃蟹的寒性，避免吃完后腹痛或腹泻。

　　柿干性味甘平涩，能够改善咳嗽，治疗痔疮出血和产后的恶心反胃感。最常使用的方式，就是一颗干柿饼加些水煮汁热饮。若是想要更温补些，可再加上两三片姜一同煮食。

　　柿饼因含有鞣酸，有助于收敛止血和止泻，所以容易痔疮出血，同时又容易腹泻的体质，就很适合平常吃些柿饼来调理。柿饼上面常有白白的粉末，很多人在吃的时候要把这层白粉洗净，那就可惜了"柿霜"。柿霜能清热，特别是针对咽喉和口舌的发炎疼痛，可用柿霜消炎之功来止痛。

乌梅. 止呕开胃助消化

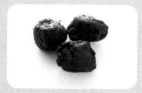

　　乌梅是我爱用药物之一，除了味道特殊，治疗范围也很广。像是怀孕初期，许多孕妇都会恶心反胃，严重者按三餐时间吐酸水，这时我都会在药物中加上乌梅这一味，利用乌梅之酸来柔肝气，缓和身体的不适。通常一两星期之后，孕妇就会发现症状改善许多。除了减少反胃的恶心感外，乌梅还能刺激肠胃消化，治疗小孩胃口不佳的状况。临床上我见过许多心情焦急的父母，因为小孩不好好吃饭，体形瘦弱，气色不佳，生长曲线总是低于同龄，该买的营养品一样都不少，小孩却一点都不赏脸。吃一顿饭好像在打一场硬仗，追、赶、跑就是不肯坐下好好吃饭，或是一口饭可以含在嘴巴十几分钟，这时再怎么有爱心的父母，难免心中一把火，搞得亲子关系每到吃饭时都分外紧张。其实这是可以改善的，只要你用对了方法和食材。乌梅就是这种状况的一味解药，能治疗小孩胃口不佳。通过开胃健脾的食材，好好调养小孩的肠胃，只要三个月，喂小孩吃饭就不再是恐怖的苦差事了。

　　但药用的乌梅必须是没有加糖腌制的，吃起来是酸而不甜，市面上的乌梅多加了不少糖腌制，建议如果要用乌梅开脾胃，最好选择药用的效果才好。否则太甜的食物吃多了，反而孩子还没开脾就先蛀牙了。

山楂· 去油解腻消肉积

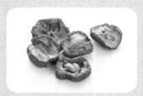

　　山楂性味酸甘温。我除了在临床上常用来治疗胃肠道积滞，在厨房里也很爱用。炖煮肉类食物时，加入两三片山楂，除了可以少用些糖和盐，也能帮助肉类快速软熟，还能省下不少煤气费用。

　　山楂自古就被用来消肉积，如果肉吃太多造成肠胃不适，这时喝些山楂茶就能舒服些。现在，市面上的减肥茶饮中也多使用山楂。但是食物虽好，也不能吃太多。山楂吃多了很容易造成反效果，原本要用来瘦身，吃太多反倒更容易饥饿。山楂最好是饭后食用，可以帮助消化液分泌。因为空腹吃容易刺激胃部，胃部有发炎或溃疡者尤忌空腹食用。

　　山楂还有一个特别的功效，就是生产后恶露排得不顺，很容易会腹痛不适，古时称作"儿枕痛"。这时候将山楂煎服，加上些红砂糖，便可以刺激子宫收缩，帮助恶露排出。

　　山楂对高血脂伴随高血压的患者，也有调节的作用，主要是因为山楂能活血、化痰、消脂。所以可别小看食物的功效，因为许多食物都具有药效，许多中药材本身就是食材，像我就特别爱用这些既是食材，也是药物的食物呢。

桂圆 〔龙眼肉〕• 健忘增智可补血

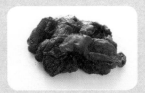

　　桂圆肉，性甘温，入脾经，主要能补血养心。龙眼肉就是桂圆，其具有补性，尤以晒干者功效更好。

　　许多人吃龙眼很容易上火，想要借此进补的朋友，可别生吃过多。教大家一个小秘诀，将晒干的龙眼加上红砂糖或红糖，放入电饭锅久蒸两小时以上；蒸好后放凉，再放入冰箱，想吃的时候舀一小匙水喝，就不易上火了。记得小时候家后面有一大棵桂圆树，每到桂圆盛产季节，就有不少大人在树下用竹竿摘龙眼，小孩子则是在树下捡拾掉落的桂圆，迫不及待拨开食用。

　　桂圆树可乘凉，桂圆蜜可食用，桂圆果实则具滋补效果。大自然赋予我们许多礼物，在食用的同时，我珍惜与感谢。

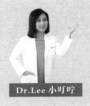

Dr.Lee 小叮咛

　　桂圆滋补效佳，然而感冒未痊愈或腹胀不舒时，不能吃桂圆，否则会加重原本不适的症状。

荔枝〔壳、核〕●核治疝气壳解晕

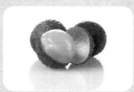

　　荔枝又名火实、丹荔，从名字中就知道吃多了容易上火、流鼻血或牙龈肿，但同时也因其具有补性，体虚或血虚之人，适量食用可兼补身体。"一骑红尘妃子笑，无人知是荔枝来"，白居易的一句诗，描写出杨贵妃爱荔枝的心情。

　　在荔枝旺季，若仔细观看新闻，可以看到不少有人因吃荔枝而突然血糖降太低被送至医院的新闻，只是医生也不晓得为何会有这样的情况发生。其实这在古书中早有记载，"多食荔枝使人醉"，描写荔枝若一下子过食，很容易发生头昏眼花、昏眩无力的状况，如醉酒一样。解决的办法其实很简单，赶紧将剥除的荔枝壳收集洗净，加水煎汤，喝下这荔枝壳水低血糖便自然化解。下次吃荔枝时可要适量，且别把荔枝壳丢弃，它可是解药啊。

　　荔枝壳还不止这个功效，许多妇女生产后，容易口渴却不敢多喝水，古方传下可用荔枝壳煮水，但并不是用新鲜荔枝壳。需将荔枝壳洗净后晒干，再用干锅小火拌炒五分钟，盛起放凉，即可收藏在冷冻室，需要时可加水煮后饮用。荔枝核也有药性，针对常发生疝气、下腹或阴囊膨大肿痛的患者，用荔枝壳连同橘核煎汤，平常经常喝一点，对于减缓疝气的发生会有帮助。

枸杞〔种子、叶、根〕●性冷淡的救星

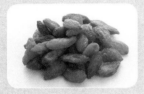

枸杞性味甘平，能滋肾、养精、明目。

枸杞的根名地骨皮，常用来治疗更年期的性冷淡和潮热，就是因其甘寒清热，且能补肾滋水。

枸杞的叶名天精草，同样具有凉性，故能清热止渴，夏天时可用枸杞叶来煎煮代茶喝，味道还不错呢。

我常和大家分享，想怀孕的夫妇一定要多吃枸杞，不是只有太太要吃，先生也要一起吃，而且请记得吃太太双倍的分量。枸杞含有多种氨基酸，并有甜菜碱、酸浆果红素等特殊营养成分，使其具有不同凡响的保健功效。枸杞还可明目，对于肝血不足、肾阴方虚引起的视物昏花和夜盲症，常用枸杞治疗。

不过由于枸杞温热身体的效果相当强，患有高血压、性情急躁，或正在感冒发烧、身体有炎症的人最好不要食用。

麦门冬. 保湿嫩白悦颜色

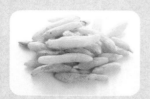

　　甘微苦寒的麦门冬是我的爱用药之一，主要是用其滋阴生水的特性，对由于阴虚火炎而出现口渴、口干、怕热，甚至影响肌肤的状况，还有哺乳女性乳汁不够的情况，我通常都会加入麦门冬这味药。

　　有一道名方"生脉饮"，就是运用麦门冬滋阴补肺的功效，来改善脉短或容易大喘气的状况的。

　　麦门冬能滋养肺金，兼补身体的阴液，对于维持身体的保湿非常重要。贾宝玉说女人是水做的，形容女子柔美之样。从生理学来看只有肌肤内水足了，女人才会够"水"、够美。通过麦门冬来"悦颜色"（所谓的"悦颜色"便是提升肌肤的保水度），自然能使肌肤变得明亮润泽、水当当。

红枣 · 补脾益气保肝品

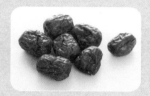

　　红枣大家应该都不陌生,婆婆妈妈在炖鸡汤时都爱加上红枣来增味,而怀孕时和产后的料理,也常加入红枣。产后要喝的养肝茶,其实也是加入红枣的茶饮。

　　究竟红枣和肝脏或养肝有何关联呢?我们先来看看红枣的功效。红枣性味甘温,入脾经血分,能滋脾养血、补脾益气,能和百药,故方剂中多加入红枣。

　　现代的药物学研究中也发现,红枣含有三类可以抑制肝炎病毒活性的化合物。此外,红枣还能提高体内单核吞噬细胞系统的吞噬功能,有保护肝脏、增强免疫力的作用。

　　一些慢性肝病患者体内的蛋白相对偏低,而红枣富含氨基酸,它们有利于蛋白质的合成,所以,红枣是一味很好的养肝护肝食物。加上红枣能健脾养血,兼具补血之效,不仅可产后喝养肝,平常也可常喝红枣茶,来好好照顾"心肝宝贝"。

甘蔗・滋阴养胃复脉汤

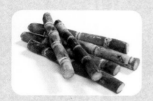

　　鲜甘蔗性味甘凉，饮用新鲜甘蔗汁能清热解酒。韩剧中常用蜂蜜解宿醉，其实懂食物疗效的人知道，用甘蔗汁解宿醉效果更好。

　　甘蔗汁还能治疗反胃，但必须加入生姜汁效果才会明显。这就是药物配伍的功效，通过不同的搭配法，让其功效一加一大于二。

　　新鲜的甘蔗汁能清热，古有诗记载："饱食不须愁内热，大官还有蔗浆寒。"此为王维《咏樱桃》诗中所写，樱桃性热，多食则生内热，担心吃多了上火，那就来杯新鲜甘蔗汁吧。

　　一物解一物，了解食物的功效，一方面不会乱吃导致身体失衡，再者可以照顾家人，如果不小心失了衡，赶紧再用其他食物来帮助导正，这就是学习食物药效的主旨所在。

　　温煮的甘蔗汁有养胃滋阴的功效，适合体力劳动或运动后大出汗时补充流失的水分，也适合在肠胃疾患、大吐泻后滋养身体津液，以及大出血后的身体修护。比如产后容易烦渴、心悸，这时候将甘蔗汁温煮趁热饮用，一方面可以补充体力，再一方面能滋阴清热。

　　甘蔗提炼出的黑糖，更是产后必用，因其性温补，且能活血止痛。

　　我自己在坐月子时，特别爱在早餐炖煮杂粮粥品时加入黑糖，除了增加甜味外，我看重的是黑糖具有活血清恶露的功效，加上甘能补能缓，就能缓解子宫收缩造成的疼痛。因为自己懂得这些药物和食物的功效，产后的疼痛我不靠止痛药，而是借食物和中药来减轻疼痛，兼可养身，一举多得。

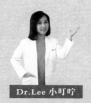

Dr.Lee 小叮咛

甘蔗汁除了能解宿醉，若加入生姜汁还能治疗反胃喔。通过不同的搭配法，让其功效能够一加一大于二，这就是药物配伍的奇妙。

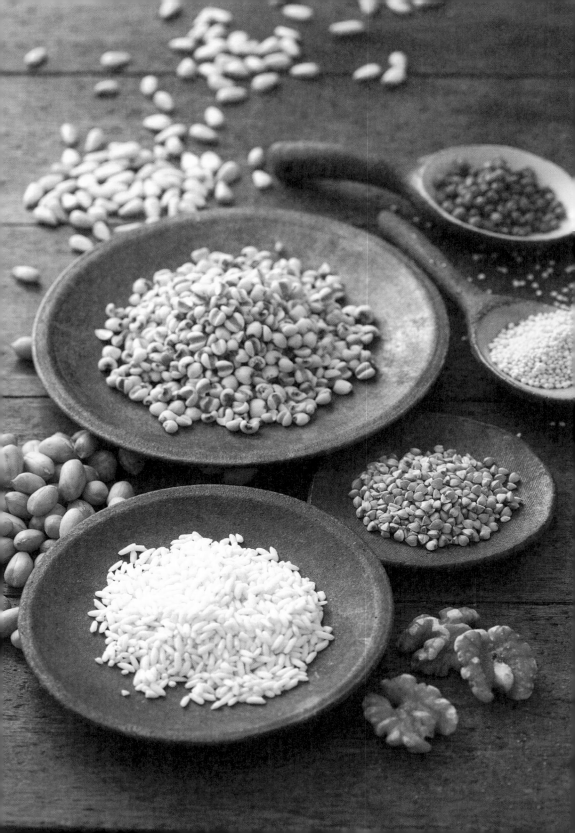

Part 4 / 五谷杂粮

　　五谷杂粮是每天不可少的食物，所谓"五谷为养、五果为助、毒药攻邪"，说的就是人要活得好，需食用五谷杂粮，并通过水果补充营养；如果生病了，则需要药物的偏性来导正身体的邪气。

　　饮食若是失衡，容易引起疾病的发生，像是为了减重不吃五谷淀粉类食物，只吃水果或肉类，短期虽减了体重，长期却容易失了健康：只吃水果，长期下来容易寒胃，引发胃部疾病；只吃肉类，长期下来肾脏和肠道都容易出问题。

　　最平和的食物就是五谷杂粮，很多人问我哪一种食物适合每天吃，大概也只有五谷杂粮每天吃对肠胃最合适了。加上五谷杂粮中还有不少具备特殊功效，如黑豆可解毒、花生皮可止血、白米和荞麦可以止泻等，小小的谷物可是蕴藏许多智慧在其中。

粟米.小米除热止鼻血

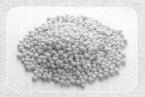

讲到粟米，可能许多人不知道其实就是小米，还有"黄粱一梦"中的"黄粱"指的也是小米。

稻米性凉，糯米性温，小米性亦凉，特别具有除内热之效。如果小孩容易流鼻血，平常多喝些小米粥，改善体内的热象，自然而然就能减少流鼻血的次数。

我很喜爱中医的文化，其中很重要的一点就是，中医的治疗精髓是不离开日常的生活，自古以来就深植在我们的柴米油盐酱醋茶之中，具有药性的不是只有深山中的药草，我们每日吃到的与看到的，其实都具有大小不等的药性。

很多人不认为某些食物吃多了或吃偏了有什么大不了，但深入了解后才发现原来每种食物都有其特殊属性。中医治疗之道就在于通过食物的特殊偏性，改善、导正失去平衡的身体，热者寒之，寒者热之。健康之道就在于如何回到平衡之中，饮食与治疗的道理亦在其中。

稻米 　　　　锅巴

米粥最能和胃气 　　　开胃化食黄金粉

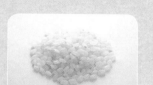 　　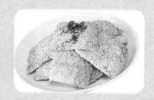

白米性味甘凉，能和胃气，利湿气。米粥具清热利湿效果，有助于处理肠道浊气，可治疗轻微拉肚子，对于幼儿、老人来说，是较合适的主食。

对于容易胀气、消化不良，或平时吃不下饭、食欲不好的小朋友，爸妈在准备晚餐时，偶尔可以考虑用锅巴做成日式小饭团给小朋友吃，这道食材兼具开胃、化食、消胀的功效。

可别小看这小小锅巴，它可是具有消滞、开胃的功效，尤其针对食欲未开的小孩子，偶尔吃个锅巴饭，一段时间后，你就会发现小孩很容易喊肚子饿呢。

若孩子对单纯的白米锅巴饭兴趣不高，可加入调味食材稍做变化。比如乌梅可促进消化液分泌，或视个人口味加入有酸甜味的梅粉、日式酱油，或海苔、芝麻粉末等一起干煎，增加锅巴的风味。

米饭干煎成锅巴，有开胃化食之效；用锅巴煮汤，也同样有开胃消食的效果。比如传统的韩定食，最后往往会出现一道"锅巴汤"，就在于锅巴可帮助饱餐一顿后的肠胃消化。

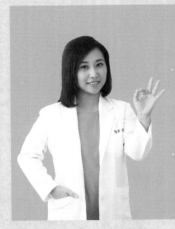

锅巴饭团

材　料：白米饭（隔夜饭尤佳）、乌梅、梅粉、海苔、芝麻粒等调味食材（可随个人喜好选用）

做　法：

1. 将白饭压平呈三角形状，放到锅内干煎至棕色。（图1）
2. 抹一层日式酱油（或海苔酱），再洒一些芝麻粒。（图2）

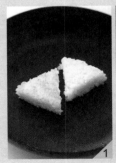
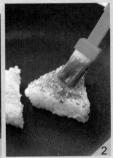

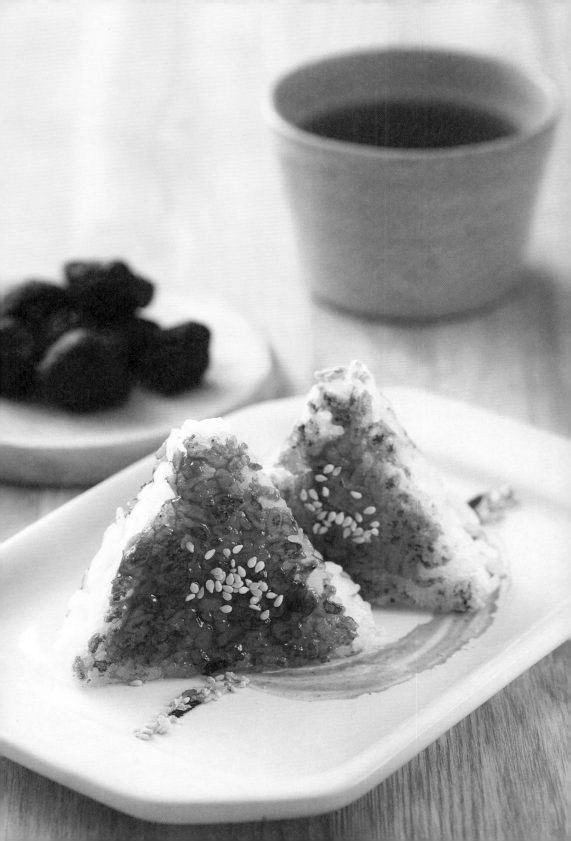

糯米 · 酒酿产后温补品

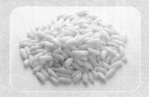 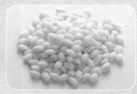

糯米性味甘温，可补脾肺虚寒、坚大便、缩小便、收自汗。

我特别喜欢喝酒酿，尤其是产后月子期间的早餐，几乎都是煮酒酿暖胃当成一天的开始。因为酒酿是性温的糯米煮熟发酵后而成的，特别具有温补之性，配合补血的食材，如桂圆肉一起炖煮，除了补血亦可帮助子宫收缩，排出恶露，特别适合产后虚弱的身体服用。

糯米适合脾肺虚寒型的人食用，这类体质的人往往容易腹泻或排便较软，且伴随频尿或汗多，也常见支气管较弱，容易出现喘咳或过敏等现象。由于糯米不容易消化，所以肉粽就不适合大病初愈的人食用，而老人和小儿也要少量食用较好，吃太多会影响肠胃消化，造成胀气，加重便秘。

由于糯米淀粉属性和一般稻米不同，煮熟之后，其黏性比较大，也因此较不易消化吸收。必须在口中多嚼几次，使唾液中所含的唾液淀粉酶和食物充分接触与混合，可以帮助糯米黏稠的成分分解成更容易液化的状态，以助人体吸收。如果不小心吃多了造成肚子胀气不舒服，这时候赶紧喝些萝卜汤，就能有效帮助消化。因萝卜本身具有行气、消食的功效，且萝卜含大量膳食纤维，可以帮助排便，改善因为吃糯米造成的胀气或便秘问题。

荞麦·开胃消食止泻功

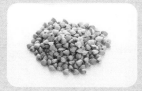

荞麦性甘微凉，能开胃、磨积（帮助积滞的肠胃疏通）、消食，但不可一次吃太多或常吃，因为吃多了很容易引发痼疾（旧有的疾病）。

唐代名医孙思邈就曾提过，"若多食频食则难以消化，久食则动风，让人头晕眩，甚则患热风（热性疾病）"，造成胡子或眉毛容易脱落。听起来挺吓人的，虽然现在的研究未做过类似的研究或统计，但是古人的经验可作为参考，凡事适量，才是健康之道。

荞麦性收敛，能止泻，若是容易腹泻的体质，偶尔吃些荞麦，对于肠胃功能改善会有帮助。

若是吃到不干净的食物而造成腹泻，这时候可以先将荞麦炒熟，加水煮十五分钟，沥去荞麦，加些砂糖慢慢喝完，对于减轻腹泻会有所帮助。

麦芽. 消食除胀宽肠胃

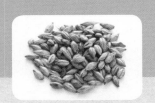

　　大麦芽，性味咸温，能开胃、健脾、行气、消积。

　　麦芽中含有帮助淀粉消化的 α - 淀粉酶。在中医古籍中，麦芽能助胃气、宽肠胃、化米面果食积，可消食除胀。现今的研究则发现，α - 淀粉酶能将淀粉切断成长短不一的短链糊精和少量的低分子糖类，从而使淀粉糊的黏度迅速下降，即起到降低稠度和"液化"的作用。

　　所以吃多了糯米和面粉等难消化之物，如汤圆或肉粽，这时候来点麦芽煮的茶，就不用担心肚子会胀得难受了。

绿豆. 解毒必备之药

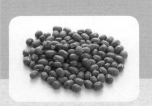

　　绿豆有解毒功效，若是因病毒感染导致的肠胃不适，如腹泻等，将绿豆煮水喝，其清热利湿解毒的功效会较强。

　　用绿豆煮水，要注意不可加糖，而且不需将绿豆煮到很烂，绿豆煮熟外皮未烂，即可关火，喝其水便可。因其凉在皮，功效在绿豆皮上；久煮到烂，清热解毒的功效就会大减，可要特别注意呢。

　　绿豆有解毒的功效，另一方面也有消除药性的作用，所以有服用药物的朋友，在治疗期间不要喝太多绿豆汤或绿豆水，以免吃进的药物也被一并消除药效，那就白吃了。

芝麻. 润肺通便美肤佳

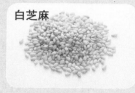
白芝麻

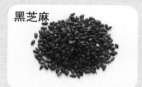
黑芝麻

芝麻性味甘平，可润五脏、益肝肾、坚筋骨、乌髭发、利大小肠。芝麻含有辅酵素 Q10，除了能保养肌肤，还能强化呼吸道功能。

《本草备要》言其性味甘平，能"补肺气、益肝肾……乌须发，利大小肠"。因其有滑肠之效，所以芝麻吃多了很容易腹泻，在临床治疗时多会搭配白术同用。

芝麻含油量高有助于通便，可说是长期受便秘困扰的人的救星。家中若有长辈或小孩容易有便秘问题的，早餐时多喝些芝麻粥，就可帮助改善便秘的状况。芝麻所含的辅酵素 Q10，更是现代美女趋之若鹜的天然保养品。想节省些保养品的花费吗？那就多吃些芝麻吧。

豆豉. 伤风发汗治失眠

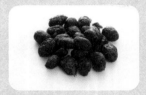

　　豆豉是我们从小吃到大的居家食材，妈妈们都会用黑黑的盐豆豉蒸鱼，蒸出来的鱼不用加其他调味料，只要放些葱、姜丝，就超级鲜甜好吃。早餐的稀饭，除了常搭配豆腐乳外，也会搭配豆豉一起享用。

　　日本人爱吃黄豆发酵的纳豆饭，而我们则是爱吃黑豆发酵的黑豆豉，两者都富含营养素，除了酵素外，也有充足的维生素 B 群。

　　豆豉也是一味中药材，而且早在汉代时就已使用，在《伤寒论》中便用栀子豉汤治疗汗吐下（古代治疗方法，通过发汗、呕吐、排便来治疗失衡的身体）后导致的虚烦不得眠、心中懊（胃不舒服）。因为豆豉含有丰富酵素，能开胃进食、助消化，肠胃舒服了，人也舒服了，也才能好好安睡。

　　若是出现宿食不化，口中有酸臭味，胃胀不舒，这时多用些豆豉入菜，或用盐豆豉配些稀饭吃，都能缓解不适的症状。

黑豆·解毒补肾止腰痛

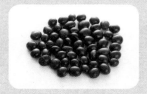

　　黑豆性甘寒，其功能入肾固腰，利水活血，消肿止痛。

　　黑豆是我特别喜爱的食物之一，可以消水肿，又能帮助产后余血（恶露）排出，兼治产后腰痛。

　　黑豆有一个特别的疗效，就是解毒。明代名医李时珍就曾提过其解毒功效，他说："古方皆说大豆解百药毒，我试了许多次却发现效果不佳，后来加入甘草，才发现解毒效果很明显且奇特。"

　　古人的发现，我不敢剽窃，公诸大家知道。尤其现在食品添加剂滥用严重，有的是合格的，有的却不知合格与否，我们无法一一检测，但平常可以做的是，多吃些帮助身体解毒和排毒的食物，对于身体健康的维护会有一定程度的帮助。

　　但与其听信那些天花乱坠的排毒方法或昂贵食品，我宁愿相信千百年前的古人用一片赤诚之心写下的临床体验。古代名医不会为了赚钱而昧着良心写下他的体验，他们重名甚于重钱，而这名亦非浮世虚名，虚名不经时间考验，唯有"真心"才是历久弥芳的。

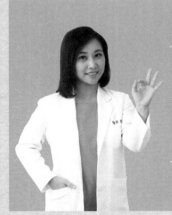

Dr.Lee 小叮咛

　　黑豆茶要加入甘草，解毒的效果才会明显。现在食品添加剂泛滥，大家平常可喝些黑豆甘草茶帮助身体排毒和解毒喔。

排毒黑豆甘草茶

材　料：黑豆 1/3 碗、生甘草 10g、水 3 碗

做　法：

1. 黑豆洗净加入一碗水，浸泡 30 分钟。
2. 加入生甘草，再加入两碗水，放入电饭锅中炖煮 30 分钟。
3. 滤去黑豆和甘草，将黑豆水慢慢喝完即可。

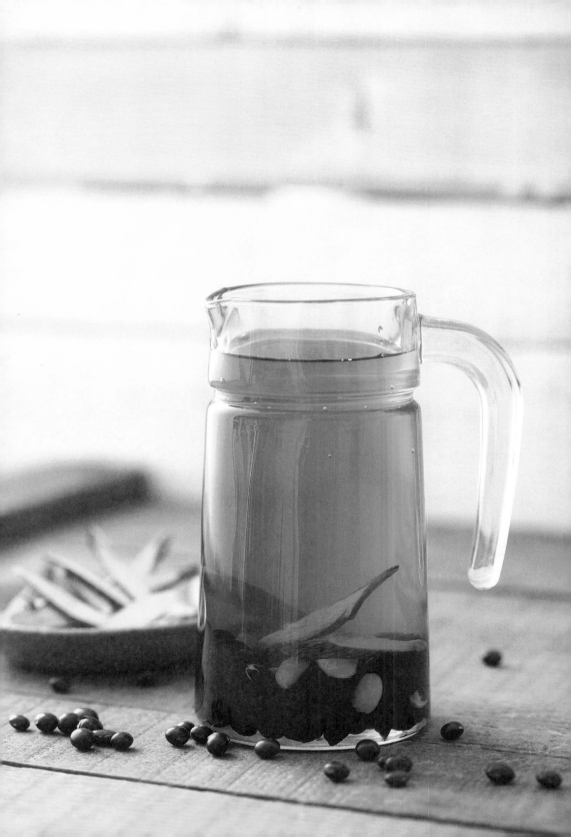

薏仁·排水消肿且通经

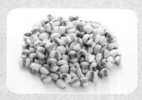

　　薏仁性味甘微寒，药用的为大薏仁，能健脾、消肿、行水、活血。许多人都把薏仁当成美白食品，其实在古代倒不常使用薏仁来美白，反倒比较常用它来治疗肺部疾病或脚气，也就是脚部的水肿，以水气不行之疾为主。如《金匮要略》所提："周痹缓急者，薏苡附子汤主之。"或治疗肠痈之病，用薏苡附子败酱散主之（相当于现在的肠发炎疾患，如大肠憩室炎或阑尾炎）。可见薏仁的药用价值不菲。

　　我分享一个自身的经验。我曾为了美白而天天喝薏仁汤，但这段时间我发现一件很奇特的事，就是到了经行期间会滴滴答答拖很久，本来六天左右就可以干净结束的月经，硬是拖了近两星期；左思右想后才悟出，薏仁其实有活血功效。但活血功效却从未在古籍上记载，唯一记载的是可堕胎。所以后来我常提醒大家，怀孕或刚好在月经期的女孩子，这段时间最好不要吃薏仁，避免薏仁的活血功效影响到胎儿或月经。

　　体质较虚寒的人，如果想吃薏仁又怕太寒，可以先微炒过，再来蒸煮食用。

松子 · 中西皆爱的美颜方

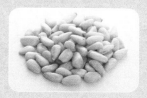

　　《本草纲目》中记载："松子色白，散水气、润五脏。主虚羸少气补不足，久服轻身不老延年。"

　　松子的美味，令东西方都乐意将其入药或入菜。《红楼梦》中便有一道贾母爱吃的名菜——松穰（松子）鹅油卷，也是特制的护肤点心。

　　我自己也很喜爱松子的美味，只是近几年松子悄悄地贵了好多。有一次在菜市场向五谷杂货行询问松子的价格，一斤要价八九十元人民币。比起其他的五谷杂粮，松子可说是贵族的价格。

　　多年前我在欧洲旅行时，发现意大利人也很喜爱在面中加入松子增添其美味，就连咖啡中都少不了松子香。看来，松子不仅是东方人喜欢，西方人同样很懂松子所具备的功效呢！

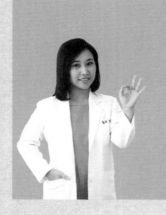

Dr.Lee 私房偏方

　　此道料理可以纯素，也可以加入些肉丝或海鲜，如花枝或虾子，更添风味。如果厨房刚好没有意大利面，又希望可以快速准备一餐，可用隔夜的白饭取代意大利面，在将肉丝炒香后加入冷饭以大火拌炒，再倒入罗勒松子酱拌匀便可。罗勒与松子的香搭配奶酪，会让人忍不住一口接一口地享用呢！

罗勒松子面（三人份）

材　料： 意大利细面 200g、罗勒（或九层塔）50g、松子 50g、蒜碎 10g、洋葱 1/4 颗、帕马森干酪 20g（或高达奶酪、奶酪片）、橄榄油 15ml、牛奶 40ml、白酒（或米酒）20ml、盐 1 匙、白胡椒少许、奶油 20g

做　法：

1.将罗勒、松子（先用烤箱烤香）、橄榄油、牛奶、白胡椒用食物调理机搅拌到细末状，即制作成罗勒松子酱了。（图 1）

2.烧一锅水，加入 1 匙盐，水滚后放入意大利面。

3.等待再次水滚，转中火，面条煮约 7 分钟左右，呈现外熟内微硬口感即可取出沥干。

4.拿一炒锅，热锅，放入奶油和大蒜，炒香。

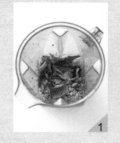

5.放入洋葱丝拌炒，加入肉丝（或海鲜料），大火快炒到肉丝变色。

6.加入白酒和盐，再放入沥干的面条拌炒。

1

7.放入罗勒松子酱，以小火拌匀到呈现黏稠状即可。

8.起锅后可以再洒上些许烤香的松子粒和奶酪碎，并点缀少许罗勒叶。

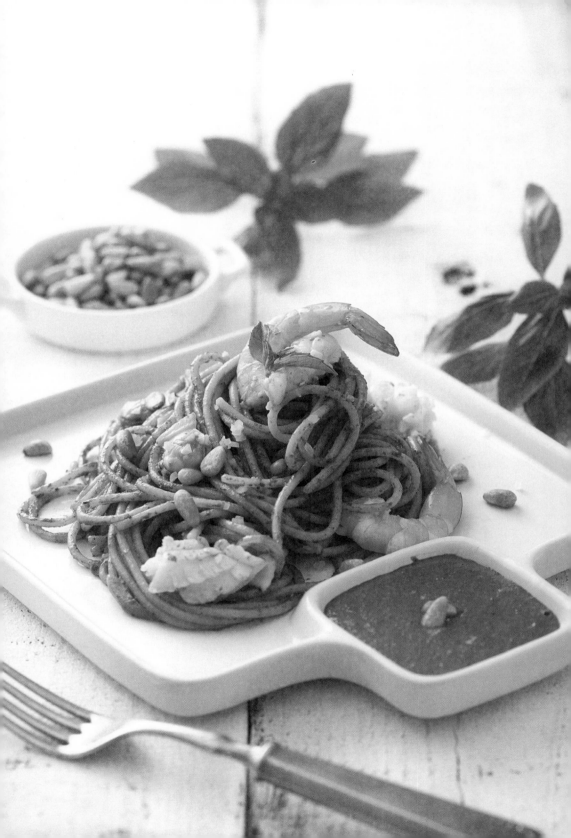

核桃 〔皮〕·小小核桃大大功效

中医讲究"以形补形",小小的核桃就形似缩小版的人脑,故具备健脑的功效。其味甘气热,入肾,能温肺润肠、补气养血。上能治虚寒喘嗽,下治腰脚虚痛,内治心腹诸痛,外治疮肿诸毒。

核桃仁中的隔膜,在古代曾用以治疗耳鸣,也是取其补肾之功效。在医方中有一名方为青蛾丸,就是以核桃入药。有趣的是,还有流传下来的以此方功效作成的诗:"三年时节向边隅,人见方知药力殊,夺得春光来在手,青蛾休笑白髭须。"

核桃可以治疗久咳久喘,也能改善老人家腰脚无力或酸痛,还能滋润皮肤,但都必须久服方能见功效。所以可以每天吃六七颗的核桃,帮助滋补身体的肾气。若是长期服用核桃,还能改善失眠。

核桃糊

材　料:核桃60g、白芝麻20g、牛奶350g、花生酱1小汤匙(可加或不加)
做　法:
1. 将核桃用干锅以小火炒香,取出置于小碗,备用。(图1)
2. 白芝麻同样用干锅以小火炒香,取出置于小碗,备用。
3. 将两者倒入料理机中,加入牛奶打成细末状,混合均匀。(图2)
4. 将步骤3的混合物倒入大碗中并加入一小匙花生酱,放入电饭锅中加热。外锅放约20ml水。
5. 加热完成后,趁热食用。

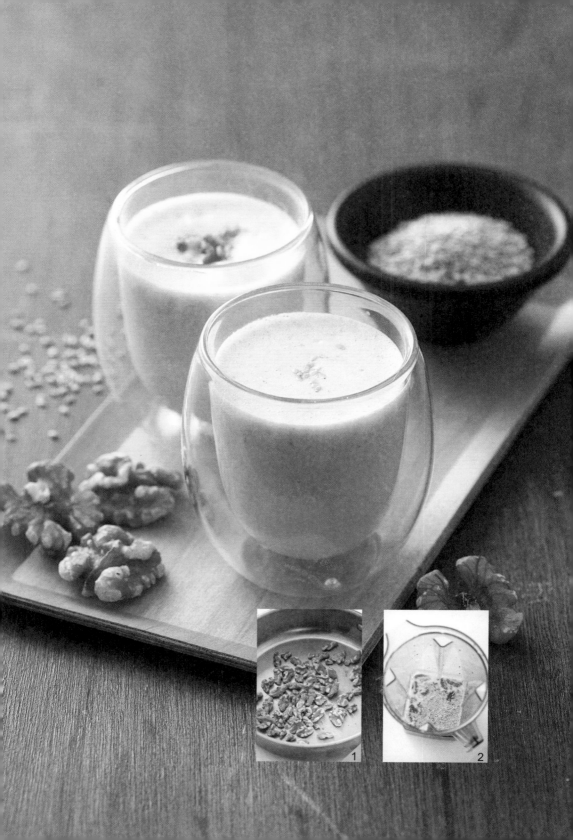

花生.外皮止血仁通便

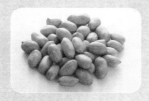

花生别名长生果，煮食性味甘平，炒食则性味甘温。又名落花生，因花受精后会伸长向地，后深入地下结果，内藏其种子，花落即生也。

炒食的花生容易上火生痰，但煮食的花生就比较不易上火。身体若缺乏维生素 B1，会造成脚气病，出现肌肉萎缩、心脏无力、食欲不振、便秘等症状，严重的还会出现水肿，容易在老人家身上或营养不良时发生。所以家中若有长者，偶尔可煮些花生汤给他们食用，补充天然植物性蛋白质和维生素 B1，能增强体力，还能润肺化痰兼帮助排便。但记住要煮来吃才好。

花生衣，就是花生的外层皮，是非常好的止血药，容易胃出血的读者，平时可以多补充些花生衣。下次吃花生时，可要记住连着皮一起吃才更健康。